건강을 마시는 습관,

보이차

한의사 부부의 피 해독과 체온 상승 비법

건강을 마시는 습관, 보이차

한의학 박사 선재광·맹선숙 지음

전나무숲

35년간 직접 경험하고,
환자들이 검증한 보이차의 효능

다도(茶道)의 세계를 접한 것은 약 40년 전으로 거슬러 올라간다. 동국대학교 한의학과에 입학한 후 차 동아리에 찾아가 처음으로 녹차를 접했고, 이후 10년간 꾸준하게 녹차를 마셨다.

35년 전 결혼하고부터는 보이차를 좋아했던 아내와 함께 보이차의 세계에 입문하게 되었다. 그러다 완전히 보이차에 빠지게 된 사건이 생겼다. 바로 나의 건강 문제였다. 1997년 겪은 IMF 사태로 심각하게 스트레스를 받았고, 무절제한 음식 섭취 등 나쁜 생활습관으로 건강이 급격하게 악화되었다. 당시 몸무게가 무려 105kg에 육박했고 고혈압, 당뇨, 고지혈증 전 단계에 통풍, 관절염까지 생겼다. 이로 인해 매일 질병과 싸우는 고통스러운 시간을 보내야 했다.

그러던 중 보이차가 비만, 고혈압, 당뇨, 고지혈증 치료에 도움이 된다는 사실을 알게 되었고, 그 후 내 몸 상태에 맞는 보이차를 꾸준하게 마시니 놀라운 변화가 시작되는 것을 경험했다. 혈액이 맑아지면서 몸이 정화되고 체내의 독소와 노폐물이 배출되었다. 체중 역시 30kg이나 줄어들어 정상화됐다. 보이차를 통해 놀랍고도 극적인 변화가 생긴 것이다. 물론 이 모든 게 보이차만의 효과는 아니고 보이차를 마시며 생활습관을 함께 고쳤기에 가능했던 일이지만, 보이차 역시 나의 건강 회복에 큰 역할을 했다.

이후에도 나는 보이차와 늘 함께했다. 집의 거실 한가운데에 소파나 탁자가 아닌 차 테이블을 들여놓았고, 온 가족이 둘러앉아 매일 차를 마셨다.

보이차가 몸에 좋다는 사실을 체험한 후 본격적으로 보이차 공부를 시작했다. 보이차의 역사와 유래를 공부하고 다양한 책을 통해 건강 효과를 체계적으로 알아가기 시작했다. 특히 고려시대와 조선시대, 그리고 근래에 이르기까지 보이차를 마신 사람의 평균수명이 25년 이상 증가했다는 논문을 접하면서 '보이차 마시기야말로 질병 치료와 수명 연장을 위한 최고의 방법 중 하나'라고 확신하게 되었다.

되돌아보면, 지난 세월 보이차를 마시고 연구한 일이야말로 내 인생에서 그 무엇보다 잘한 선택이라 생각한다.

보이차를 주위 사람들에게 적극 권하고 보이차를 마신 분들이 건강을 회복하는 과정을 지켜보면서 보이차의 위력을 더 느끼게 되었다. 고혈압, 당뇨, 고지혈증 등 각종 만성질환자는 물론이고 암을 걱정하거나 초기 암, 치매가 조금씩 진행되던 환자들에게도 보이차는 어김없이 탁월한 효능을 발휘했기 때문이다.

보이차에 관한 공부가 깊어지면서 환자의 체질과 나이, 증상, 질병에 맞는 더 정교하고 효능이 높은 '보이차와 한방 처방'을 연구하게 되었고 수년 전부터는 적극적으로 보이차를 임상에서 활용하고 있다.

피 해독과 체온 상승에 탁월한 효과 보여

보이차가 우리 몸 건강에 이토록 많은 도움을 주는 이유는 보이차 속에 탁월한 항산화 성분과 비타민, 미네랄이 포함되어 있을 뿐만 아니라 그 성질이 따뜻해서 피 해독과 체온 상승에서 큰 역할을 하기 때문이다. 건강했던 사람에게 질병이 찾아오는 가장 중요한 두 가지 원인은 바로 '혈액 오염과 저체온'이다. 이렇게 되면 만성피로가 시작되어 점차 살이 찌고 소화가 안 되며, 장 기능이 저하되면서 면역력이 낮아진다. 동시에 체내의 독소와 노폐물이 배출되지 않아 각종 질병으로 발전한다.

보이차는 현대인의 '구급약'이라고 해도 좋을 정도의 효능을 발휘한다. 피를 맑게 해서 혈액과 혈관질환을 예방하고, 체온을 올려 면역력도 강하게 만든다. 특히 보이차의 항산화 효과는 암세포도 제거해 암을 예방할 수 있다. 보이차에 대한 의학적인 효능 연구가 동서양을 불문하고 수없이 행해져 이제는 건강을 위해 보이차를 찾아서 마시는 사람들이 점점 많아지고 있다.

게다가 최근 늘어나고 있는 젊은 치매 환자에게도 보이차는 큰 도움을 준다. 과거에 치매는 70대 이상의 노인에게나 생기는 질병이라고 생각했지만, 지금은 상황이 많이 달라졌다. 40~50대의 비교적 젊은 사람에게서도 치매가 늘고 있기 때문이다. 하지만 보이차 속 각종 유효 성분이 뇌 기능 향상에 도움을 주어 치매를 최대한 늦춰준다.

젊었을 때부터 보이차를 마시면 평생 몸과 정신의 건강을 유지할 수 있다. 하지만 아쉽게도 요즘 사람들은 커피를 무척 좋아하고, 차를 마신다는 이들 역시 주로 녹차를 즐긴다.

물론 커피와 녹차에도 건강에 도움이 되는 성분이 들어 있지만, 문제는 부작용이다. 커피는 카페인 중독의 위험은 물론이고, 빠른 각성 효과 이후 다시 무기력해지는 증상을 반복시켜 오랫동안 무분별하게 섭취할 경우 체력을 약화시킨다. 녹차에도 몸에 좋은 유효 성분들이 있지만 보이차와는 달리 발효 과정을 거치지 않았기에 성질이 차서 체온을 떨어뜨리고 위장의 기능을 저하시킨다는 단점이 있다.

보이차는 몸에 좋은 성분을 풍부하게 함유하고 있으면서 중독 위험이 없고, 피를 맑게 하고, 체온을 올려주어 건강에 도움이 되는 매우 유익하고 고마운 자연의 선물이다.

보이차 건강 작용까지 담아

한의사인 아내 맹선숙과 막내딸 선샛별과 나는 보이차를 오랫동안 마셔오면서 보이차의 효능을 몸으로 느끼고 연구도 같이해왔다. 그러한 체험과 연구의 시간이 있었기에 이 책이 나올 수 있었다. 함께 수차례 중국과 대만을 오가면서 보이차 관련 전문가, 교수들을 만나 대화를 나누고 전문 자료를 주고받은 것 역시 이 책의 집필에 밑거름이 되었다.

일반 독자라면 보이차를 단숨에 이해하는 데 다소 어려움이 따를 수 있다. 워낙 많은 학설이 있고, 서로 다른 주장이 혼재하기에 보이차를 알아가는 과정에서 애매하고 혼란스러운 경험을 할 수밖에 없다. 전문가 사이에서도 논란과 논쟁이 계속되는 부분도 있다. 건강상 보이차를 즐기려는 사람이라면 전문적인 부분까지 따져볼 필요가 없겠지만, 보이차의 효능과 매력은 우리가 생각하는 것보다 훨씬 크기에 알고 즐긴다면 건강하고 풍요로운 다도 생활을 하는 데 큰 보탬이 될 것이다.

이 책의 파트 1, 2는 보이차의 일반론을 다룬다. 보이차의 역사와 유래, 발전 과정은 꽤 흥미진진한 내용이 많아 재미있게 읽을 수 있다. 파트 3, 4는 보이차가 우리 몸에 주는 이로움을 다방면에서 충실하게 설명한다. 보이차를 꾸준하게 마시면 내 몸이 어떻게 달라지는지, 무병장수에 어떤 도움이 되는지를 알 수 있다.

이 책 한 권만 읽더라도 보이차에 대해 총체적으로 이해하고 보이차가 우리 몸에 어떤 유익한 작용을 하는지 다른 사람에게 설명할 수 있는 수준이 되도록 집필했다.

함께 보이차를 즐기는 '힐링선 다행자 차실' 오픈

오랫동안 차를 즐겨 마셔온 우리 가족은 그동안 차실을 열어 보다 많은 분과 소통하기를 꿈꿔왔는데 이 책의 출간과 함께 '힐링선 다행자 차실'을 오픈한다. 보이차가 궁금하신 분, 마시고는 싶지만 어떤 제품을

008

건강을 마시는 습관, 보이차

어떻게 선택해야 할지 모르시는 분, 건강을 위해 보이차를 처방받고 싶은 분이라면 차실에 방문해 함께 보이차를 마시며 소통했으면 하는 바람이다.

부디 이 책을 통해 더 많은 사람이 보이차에 대해 더욱 자세히 알고 하루 빨리 다도 생활을 시작하여 건강해지기를 기대한다.

이 책이 출간되기까지 도움을 주신 대만의 이문달 선생님, 다행자 조의광 선생님, 목포 황후공차 송인섭 대표님, 평창 평화다원 한경주 대표님께 감사드리고, 전나무숲 강효림 대표님과 직원들께도 감사의 마음을 전한다.

- 선재광 · 맹선숙

PART 02

2000년 역사와 함께해온 오래된 친구, 보이차

PART 03

피 해독과 체온 상승의 최고 솔루션, 보이차

PART 04

현대인의 피로와 스트레스를 해결하는 천연 영양제, 보이차

스스로 할수 있는 보이차 한방 처방

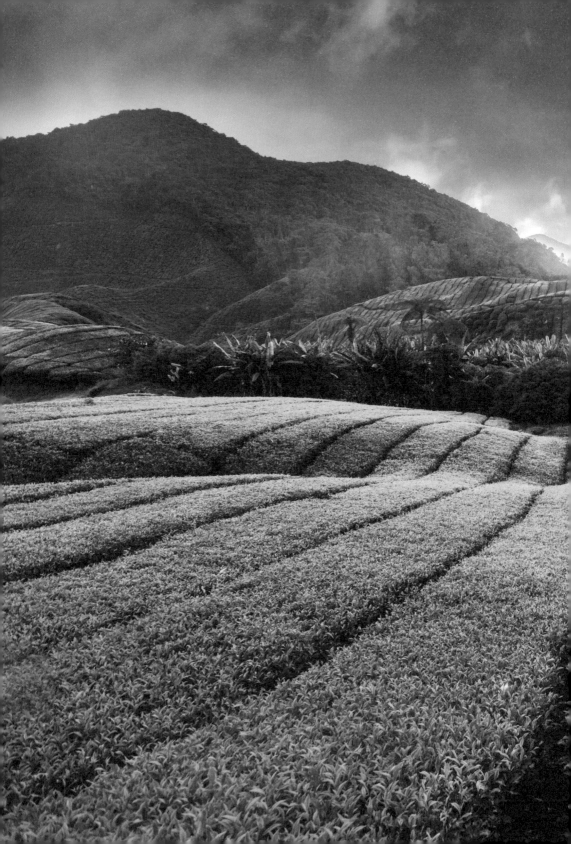

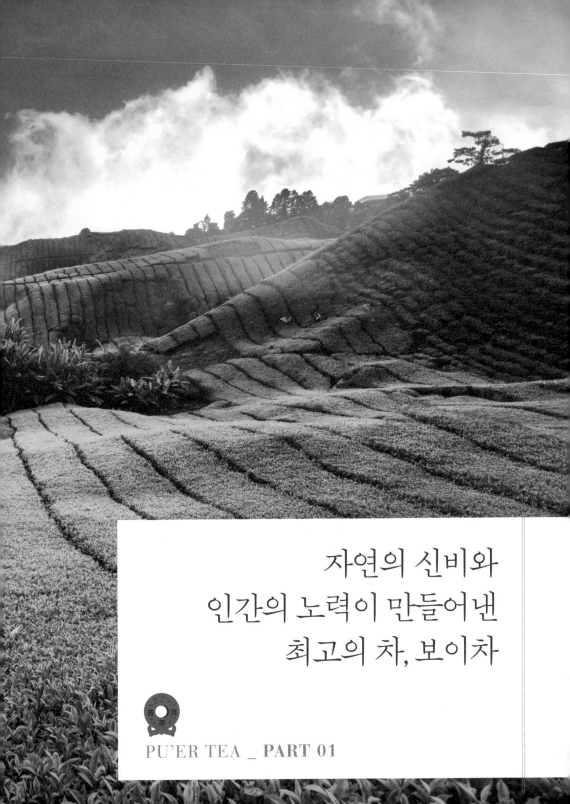

자연의 신비와
인간의 노력이 만들어낸
최고의 차, 보이차

PU'ER TEA _ PART 01

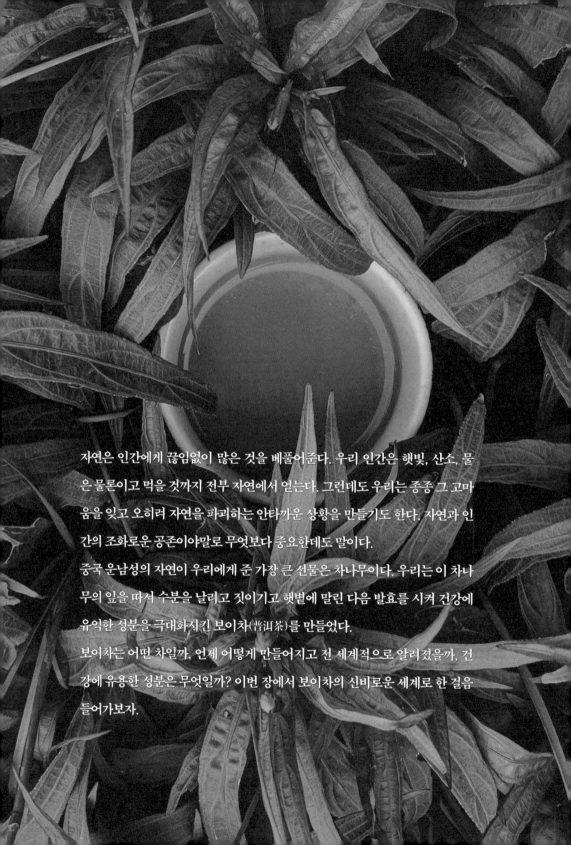

자연은 인간에게 끊임없이 많은 것을 베풀어준다. 우리 인간은 햇빛, 산소, 물은 물론이고 먹을 것까지 전부 자연에서 얻는다. 그런데도 우리는 종종 그 고마움을 잊고 오히려 자연을 파괴하는 안타까운 상황을 만들기도 한다. 자연과 인간의 조화로운 공존이야말로 무엇보다 중요한데도 말이다.

중국 운남성의 자연이 우리에게 준 가장 큰 선물은 차나무이다. 우리는 이 차나무의 잎을 따서 수분을 날리고 짓이기고 햇볕에 말린 다음 발효를 시켜 건강에 유익한 성분을 극대화시킨 보이차(普洱茶)를 만들었다.

보이차는 어떤 차일까, 언제 어떻게 만들어지고 전 세계적으로 알려졌을까, 건강에 유용한 성분은 무엇일까? 이번 장에서 보이차의 신비로운 세계로 한 걸음 들어가보자.

왜 '보이차'라고 불릴까?

사람은 처음 만나면 통성명을 한다. 그다음 차차 나이, 출신지, 하는 일 등을 이야기하면서 친해진다. 보이차와 가까워지려고 할 때도 마찬가지 과정을 거쳐야 한다. 먼저 보이차, 중국어로 푸얼차(병음: pǔ'ěr chá, 영어: pu'er tea)라고 하는 이름의 유래부터 알아보자. 전설 같은 옛이야기부터, 집산지 지명에서 따왔다는 주장뿐 아니라, 특정 인물이 명명했다는 설까지 존재한다. 현대에 와서 정확한 유래를 알기는 힘들지만 관련 이야기를 하나씩 살펴보면 보이차의 긴 역사를 조금이나마 느낄 수 있다.

보현보살의 전설과 보이차 집산지 지명에서 유래

전설에서 유래되었다는 이야기를 살펴보자. 여기에는 일체 보살의 으뜸이며, 중생을 보살피고 돕는다고 알려진 보현보살(普賢菩薩)이 등장한다. 7세기 무렵, 보이차 재배지 운남성에 전염병이 돌아 많은 사람이 고통받고 죽었다. 그러자 보현보살이 농부의 모습을 하고 나타나 찻잎을 따서 차를 우려낸 뒤 백성들에게 마시게 해 수많은 사람을 살렸다는 전설이 있다. 그 찻잎이 보현보살의 귀를 닮았다고 해서 '보현보살'의 앞 글자 '보(普)'와 귀를 의미하는 '이(耳)'를 합쳐서 '보이(普耳)'라고 불렀다는 것이다. 이(洱)의 물수변(氵)은 나중에 더해졌다.

하지만 이는 후대 사람들이 지어냈을 가능성이 크다. 그럼에도 보이차가 병으로 고통받는 백성을 위해 만들어진, 약리적 특성이 강한 식품이라는 것은 알 수 있다.

집산지의 지명에서 따왔다는 이야기는 조금 더 신빙성을 가진다. 운남성 사모시(현 보이시) 보이현(현 녕이현)의 명칭에서 따온 '보이'라는 이름 그 자체에는 사실 특별한 의미가 없다(보이차 주요 생산지인 운남성의 난창강 유역 서쌍판납과 사모 지역의 보이차가 유명해지면서 중국 정부는 2007년 사모시를 아예 보이시로 지역명을 바꾸었다). 한자에 담긴 의미를 한 글자씩 살펴보자.

- 普(보): 넓다, 광대하다
- 洱(이): 하남성(허난성)에서 발원한 강의 이름

합치면 '넓은 강(洱)'이라는 뜻이다. 우리나라에 비유하자면 강남, 강북과 크게 다르지 않다. 강남은 '강의 남쪽', 강북은 '강의 북쪽'을 의미하

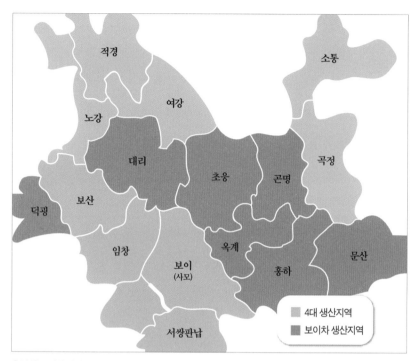

적경

소통

여강

노강

곡정

대리

초웅

곤명

덕굉

보산

임창

옥계

문산

보이
(사모)

홍하

서쌍판납

4대 생산지역

보이차 생산지역

운남성 보이차 생산지역과 보이현이 있었던 보이시 위치

나, 그 자체로 특정 지명이기도 하다. 그러니 '보이차'는 운남성에 있는
보이현의 차라는 단순한 의미로 붙인 것이라고 할 수 있다. 그런데 지도
에서 볼 수 있듯이 차는 운남성 전체에서 생산된다. 그런데 왜 유독 보
이현의 이름을 따 왔을까?

그 이유는 운남성 곳곳에서 재배된 찻잎이 모두 보이현으로 모였기
때문이다. 당시 보이현에는 차마고도에서 중요한 역참이 있었기에 이렇
게 여러 지역에서 생산된 차를 모아 분류하고 판매하기에 최적화된 곳
이었다.

18세기 건륭제가 직접 이름 지어

특정인이 보이차 이름을 지었다는 이야기를 살펴보자. 중국의 서남쪽에 위치한 운남성에서, 그것도 소수민족들이 주로 즐기던 보이차가 중국 전역으로 유명해진 시기는 대체로 청나라(1616~1912) 때부터라고 본다. 5대 황제 옹정제(재위 1722~1735) 때 황실에 진상하는 공차(貢茶)로 지정되면서 중앙으로 진출했기 때문이다.

또한 그다음 황제인 건륭제(재위 1735~1796)는 누구보다 차를 좋아했던 황제로 차를 우려낸 샘물을 감별해낼 수 있을 뿐만 아니라 차나무에도 정통했다고 한다. 심지어 "군주에게는 하루라도 차가 없어서는 안 된다"는 말까지 했다.

건륭제 때 운남성 보이현에서 수대에 걸쳐 차 관련 사업을 하던 집안에 복씨(卜氏)라는 인물이 있었는데 그가 황실 공납 차를 도맡아서 만들었다. 당시 운남성 보이현에서 황실에 차를 납품하려면 3개월이 걸렸다. 그러다 어느 해, 시간이 촉박해 차를 완전히 말리지 못한 상태에서 출발해야만 하는 일이 생겼고 운송 과정에서 차에 남아 있던 수분이 작용해 자연 발효되면서 원래 녹색이었던 찻잎의 색깔이 갈색이 되어버렸다. 이에 깜짝 놀란 복씨는 큰 문제가 생겼다고 생각하여 자결하려 했지만 누군가가 그를 말렸고, 복씨는 이제 와서 그냥 돌아갈 수도 없으니 어쩔 수 없이 황실에 그대로 차를 납품하고 말았다.

건륭제는 이 갈색의 찻잎을 보고 호기심이 일어 냄새를 맡아보니 향이

건강을 마시는 습관, 보이차

매우 좋았고 맛을 보니 달콤하면서도 시원한 기운이 느껴졌다. 이에 건륭제가 갈색으로 변한 차가 맛이 좋은 이유와 차의 이름이 무엇인지 물었지만 아무도 대답하지 못했다. 그러자 차를 어디에서 상납했는지 물었고 신하는 '보이현'이라고 대답했다. 건륭제가 "그러면 보이차라고 하자"라고 말해 그때 처음으로 보이차라는 이름을 얻었다는 이야기이다.

이외에도 운남성 출신의 보이차 권위자이자 고고학자, 역사학자인 황계추(黃桂樞) 선생에 의하면 원래 보이차는 운남성 소수민족인 포랑족에 의해서 '푸차(pu cha)'라고 불렸으며, 그것이 청나라 말기에 자연스럽게 '푸얼차'가 되었다고 한다. 이에 관해서 황계추 선생은 명나라 시대에 나온 《전략(滇略)》이라는 책에 기록된 내용을 근거로 들고 있다.

이곳의 사대부, 백성은 찻잎을 찐 후 덩어리 모양으로 만든 차를 마신다. 그들은 이를 '푸차'라고 부른다.

옛 소수민족과 관련된 또 다른 설로 소수민족이 보이차를 '푸레', '부레'라고 불렀는데, 그것이 어느 순간 자연스럽게 '푸얼'로 발음이 변했다는 것도 있다.

보이차 이름의 유래를 정리하면 다음과 같다.

- 보현보살의 귀를 닮았다고 해서 '보이'라고 불렀다.
- 운남성 차 집산지가 보이현이기에 사람들 사이에서 '보이차'라고 불렀다.

- 청나라 6대 황제 건륭제가 '보이차'라고 명명했다.

- 중국 소수민족이 '푸차'라고 불렀는데 시간이 흐르면서 '푸얼(보이)'로 변했다.

건강을 마시는 습관, 보이차

보이차를 이해하는 출발점, 차나무

보이차 이름의 유래를 알아보았으니 다음으로는 보이차의 찻잎을 제공하는 '차나무'를 이해해보자. 차나무는 일반 나무와는 달리 몇 가지 독특한 성질을 가지고 있다. 그 면면을 살펴보면 보이차가 왜 그렇게 특별한지 알게 될 것이다.

찻잎이라고 모두 차를 우릴 수 있는 건 아냐

한국인에게는 차나무가 익숙하지 않다. '소나무', '느티나무'라고 하면 직관적으로 어떤 나무인지 떠오르지만, '차나무'는 정확하게 그려지지 않는다. 그 이유는 주변에서 흔하게 볼 수 있는 나무가 아니기 때문이다. 애초에 우리나라에서는 기후적으로 차나무가 잘 자라지 않았다.

차나무는 동백나무속(Camellia)에 속하며 무려 200여 종이 존재한다.

그런데 이 많은 종의 차나무에서 아무 찻잎이나 따서 우려낸다고 차가 되는 것은 아니다. 중국이 원산지인 시넨시스종(sinensis), 인도의 아사미카종(assamica), 캄보디아의 캄보디엔시스종(cambodiensis)으로만 차를 만들 수 있다. 이중에서도 품질이나 생산성 면에서 중국의 시넨시스종이 압도적이다.

다도 문화로 유명한 일본의 경우, 대부분 중국 차나무의 변종을 키우고 있다. 우리나라 차나무 또한 최소 1000년에서 2000년 전에 중국, 혹은 인도에서 유입된 것이다.

차나무는 재배 방식에 따라 크게 두 종류로 나뉜다. 하나는 산에서 야생으로 자란 나무로 높이가 3~4m를 훌쩍 넘으며 큰 것은 30m에 이르기도 한다. 이 나무들은 대부분 수령이 100년 이상인 '야생에서 자란 늙은 차나무'이다. 이런 차나무에서 채취한 찻잎으로 만든 차를 '고수차(古樹茶)' 또는 '교목차(喬木茶)'라고 부른다. 화학비료와 농약을 접할 가능

재배 방식에 따른 차나무의 분류

구분	늙은 차나무	어린 차나무
차 종류	고수차(교목차)	대지차(관목차)
수령	100년 이상	50~60년
높이	3~4m(30m 이상도 있음)	100cm
재배지	숲	차밭
맛과 향	쓴맛, 떫은맛이 있으나 빠르게 사라짐	쓴맛, 떫은맛이 강함

성이 거의 없고 자연의 맛과 향을 풍부하게 품고 있어서 내포성(内包性)이 강하므로 10회 안팎으로 우릴 수 있는 차를 생산한다. 향의 지속성이 좋고 맛이 오래 가며 쓴맛과 떫은맛이 있으나 입안에서 비교적 빠르게 사라진다.

반대로 오로지 찻잎 생산을 위해서 인공적으로 빽빽하게 키우며 잎을 자주 따고 가지치기를 해 100cm 이상 자라지 못하게 한 차나무가 있다. 이런 차나무의 수령은 50~60년 정도에 불과하다. 제주도나 보성의 녹차밭에서 볼 수 있는 야트막한 높이의 차나무는 대부분 이런 방식

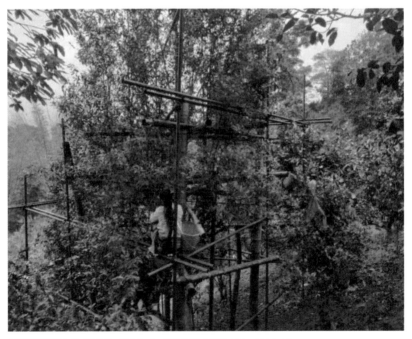

야생에서 자란 늙은 차나무는 키가 3~4m에 이른다. 큰 것은 30m도 넘는다.

으로 길러진다. 이 차나무에서 채취한 찻잎으로 만든 차를 '대지차(臺地茶)' 또는 '관목차(灌木茶)'라고 부른다. 밭에서 대량으로 재배하여 화학비료와 농약에 의존할 가능성이 있으며 쓴맛과 떫은맛이 강하고 입안에서 곧바로 사라지지 않는다. 향이 약하고 지속성이 짧은 점도 아쉽다. 일반인이 시중에서 구매해 마시

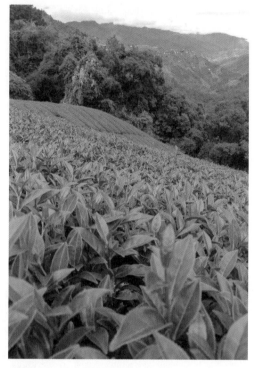

대지차는 잎이 무성하게 자라도록 가지치기를 한다.

는 녹차의 95% 이상이 대지차이다.

늙은 차나무와 어린 차나무는 '노인의 원숙함'과 '청년의 왕성함'으로 비유할 수 있다. 노인은 청년의 넘치는 힘은 없지만 인내와 지혜, 성숙함과 깊이가 있다. 반대로 청년은 넘치는 힘과 빠르고 팔팔한 기운이 있다. 그래서 고수차에서는 오랜 세월의 묵직한 맛과 은은한 향이 나타난다. 반면 대지차에서는 수령이 비교적 어린 나무의 강한 맛과 자극적인 향이 두드러진다. 어떤 것이 더 우월하냐를 따질 수는 없다. 고수차와 대지차 각각의 매력을 찾아서 충분히 즐기면 되는 일이다.

차나무의 신비한 특성

흔히 '자연의 신비'라는 말을 많이 하는데, 차나무만큼 자연의 신비로운 면모를 지닌 나무도 드물다. 가장 먼저 '줄기보다 뿌리가 더 긴 나무'이다. 보통 일반적인 나무의 뿌리는 짧으면 2m, 길면 6m 정도이지만 차나무는 훨씬 더 길게 뿌리를 내려 토양의 더욱 깊숙한 곳까지 파고 들어간다. 그렇기 때문에 차나무는 오염되지 않은 깨끗한 수분과 광물질을 비롯하여 수많은 영양소를 품을 수 있다. 한마디로 땅의 에너지를 충분히 끌어내는 나무이다.

차나무는 또 '실화상봉수(實花相逢樹)'이다. '꽃과 열매가 만나는 나무'라는 뜻이다. 일반적인 경우에는 꽃이 진 후 비로소 열매가 맺히기에 한 나무에서 꽃과 열매가 만나지 못한다. 꽃은 열매가 맺힘을 알지 못하고, 열매는 꽃의 아름다움을 보지 못하는 것이다. 하지만 차나무는 전년도에 열린 열매가 1년이라는 시간을 기다려 꽃과 상봉을 한다. 이런 면에서 차나무는 일반 나무와는 완전히 다른 생장을 한다.

그뿐만 아니라 매우 강인한 생명력을 가지고 있어 1000년이 훨씬 넘게 산다. 숲에 있는 다수의 나무가 보통 최대 200~300년가량을 살고, 그중에서도 소나무나 전나무는 600년, 참나무는 700년 정도까지 살아 장수와 신비함을 상징하곤 한다. 하지만 중국에는 2700년이 된 차나무가 있을 정도이다.

중국에서는 오래된 차나무의 잎일수록 시장 가치가 높다. 차나무가

천년 이상 살면서 간직해온 생명력과 영양물질로 인해 비교할 수 없을
만큼 맛과 향이 풍부하고 약성이 뛰어나기 때문이다.

건강을 마시는 습관, 보이차

차나무 생장에 최적화된
운남성 기후의 비밀

더위와 추위, 습기와 일조량 등은 지역 생태계에 절대적인 영향을 미친다. 그런 점에서 보이차의 원산지인 운남성은 '차나무에 있어서 최고로 축복받은 환경'이다. 지금은 보이차 덕분에 중국 운남성이 전 세계적으로 유명해졌지만, 사실상 보이차는 '운남성의 기후가 만들어낸 결과물'이다. 운남성의 기온과 습도의 힘을 빌려 차나무가 건강에 유익한 물질들을 찻잎에 가득 머금을 수 있기 때문이다.

차나무는 전 세계 곳곳에 있지만, 운남성만큼 차 생산에 최적화된 환경은 찾아보기 어렵다.

십리부동천, 변화무쌍한 기후

운남성은 한반도의 1.8배 크기이고 인구는 우리나라 인구와 비슷한

4,700만 명(2020년 기준)이다. 중국 전체를 놓고 봤을 때 서남쪽 변방에 위치하며 서쪽은 미얀마, 남동쪽은 베트남, 남쪽은 라오스와 국경을 접하고 있다. 또한 히말라야 횡단 산맥의 끝자락에 속해 협곡과 분지가 많아 운남성 전체 면적 중 84%가 고산지대로 평균 해발고도가 2,000m를 웃돈다.

소수민족이 가장 많은 지역이기도 하다. 전체 인구의 3분의 1이 소수민족이며 공인된 민족 수만 해도 25개에 이른다. 국경 지역에는 후이족, 만주족, 바이족, 나시족, 수이족 등이 살며 고산지대에는 먀오족, 리수족,

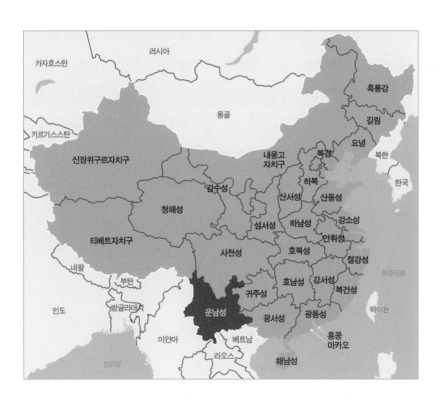

건강을 마시는 습관, 보이차

푸미족, 두롱족 등이 터를 잡고 있다. 여러 민족이 어울려 살다 보니 운남성은 문화적으로도 다채로워 중국의 대표 관광지이기도 하다.

이렇게 다양한 문화와 민족의 사람들이 '보이차'라는 하나의 특산품으로 뭉쳐 있는데 이는 뭐니 뭐니 해도 운남성의 기후 덕분이다. 운남성의 기후는 한마디로 만년설에서부터 열대우림까지 공존하는 '저위도 고산지대'로 특징지을 수 있다. 옛사람들은 이런 기후를 일컬어 '십리부동천(十里不同天)'이라고 했다. '십 리 안에서도 같은 날씨가 아니다'라는 의미로 십 리, 약 40km의 좁은 구역에서도 기후가 변화무쌍하다는 뜻이다.

다만 연교차는 그리 크지 않아 대체적으로 아침에는 쌀쌀하다가 한낮이 되면 더워지고, 다시 저녁이 되면 서늘해진다. 그렇게 1년 내내 평균 17~22도가 유지되어 사람이 생활하기에 좋다. 일반적으로 우리나라의 봄, 가을이라고 생각하면 된다. 또한 일조량이 많고 수시로 안개가 피어나는 것도 특징이다. 예로부터 '고산운무(高山雲霧)에서 좋은 차가 나온다'라는 말이 있는데 높은 해발고도와 습한 기후 덕분에 1년 내내 안개로 뒤덮인 운남성이 바로 이런 기후이다.

천혜의 자연조건으로 운남성에서 나는 각종 농산물의 품질도 최고를 자랑한다. 열대과일은 물론이고, 최근에는 커피 생산량도 늘고 있다.

가장 중요한 것은 차나무에서 생산되는 유효물질들이다. 차나무에는 우리 몸속 활성산소를 중화시켜주어 세포 손상을 방지해주는 대표적인 항산화 물질인 폴리페놀(polyphenol)이 풍부하다. 폴리페놀은 일조량이 많아 식물의 광합성 작용이 활발할 때 함량이 크게 증가한다. 충분한 수분 역시 폴리페놀의 생산과 축적에 큰 영향을 미치는데 운남성 일대에는 수시로 안개가 피어나는 것은 물론, 5월 말에서 10월 초까지 우기라서 강수량도 풍족하다.

깨끗한 수질과 식물이 자라기 좋은 '산성 토양'

더 나아가 운남성을 가로지르는 깨끗한 세 갈래 강물로 인해서 차나무에 좋은 물이 공급된다. '삼강병류(三江併流)'라고 해서 티베트 고원에서 시작된 강이 운남성 내부의 금사강(金沙江), 난창강(瀾滄江), 노강(怒江)으로 이어지는데 이 강들이 곳곳의 협곡을 따라 흐른다. 운남성 사람들은 이런 모습을 일컬어 '4개의 산이 나란히 서고, 3개의 강이 평행으로 흘러 서로 사귀지 않는다'라고 표현한다. 운남성 곳곳에 맑고, 깨끗하고, 건강한 물이 흐른다는 말이다.

또 하나 중요한 것이 토양이다. 나무와 식물은 산성 토양에서 더욱 잘 자라는데 운남성 토양의 산도는 pH 4.5~6 정도의 산성이다. 운남성의 땅마저 차

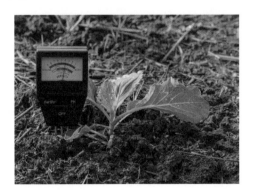

건강을 마시는 습관, 보이차

나무를 키워내기에 안성맞춤형인 것이다.

　이렇게 운남성의 환경이 차나무가 자라기에 최적화되어 있다 보니, 차나무의 수종도 매우 다양하다. 보통 중국 차나무의 수종은 40여 종으로 알려져 있는데, 그중 33종이 운남성에 집중되어 있고, 여기서 25종은 오로지 운남성에서만 생장한다. 운남성은 차나무의 생장과 차 산업에 있어서 '하늘이 선택한 지역'이라고 할 수 있다.

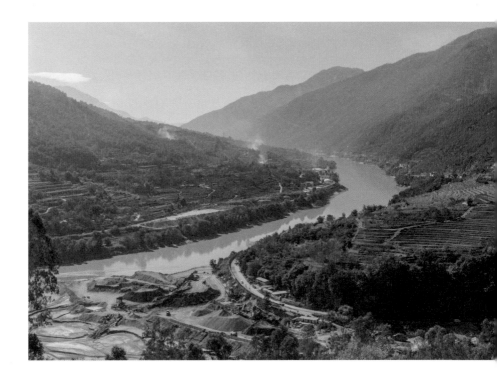

발효와 산화에 대한 오해

발효(醱酵, fermentation)는 보이차 생산 과정에서 가장 중요한 핵심이다. 발효 과정을 거쳐야만 보이차라고 불릴 수 있기 때문이다. 그런데 이 부분에서 그간 적지 않은 오해가 있었다.

과거 발효 과정을 과학적으로 잘 몰랐던 전문가들은 '발효'를 '산화(酸化, oxidation)'와 혼동했고 이로 인해 혼란이 발생했다. 이 혼란이 바로잡히지 못한 채 오랜 기간 전해오면서 보이차에 관한 잘못된 인식이 퍼졌고 지금도 보이차의 발효에 대해 일부 잘못된 인식을 가진 사람이 있다.

영국과 일본에서 시작된 혼란

발효에 관해서 본격적으로 알아보기 전에 우선 보이차가 녹차, 우롱차(청차), 홍차와 무엇이 같고 무엇이 다른지부터 이야기해보자. 차에 관

건강을 마시는 습관, 보이차

해 잘 모르는 사람은 이 네 종류의 차가 찻잎부터 완전히 다르다고 오해하기 쉽다. 즉 다른 차나무에서 딴 찻잎으로, 다른 가공 과정을 거쳐 만들어진다고 여기는 것이다. 하지만 모두 '같은 차나무에서 자란 같은 찻잎'이 원재료이고, 초기에는 거의 '비슷한 가공 과정'을 거친다. 이들의 독특한 맛과 향 그리고 생김새를 만들어내는 결정적인 차이점은 '발효'이다. 발효의 유무와 정도 때문에 어떤 찻잎은 녹차가 되고, 어떤 찻잎은 보이차가 된다.

다음 설명을 한번 보자. 대체로 차 종류를 논할 때 공식처럼 사용되었던 방식이다.

- **녹차**: 발효하지 않은 차(발효율 0%)   = 비발효차
- **우롱차**: 절반 정도만 발효한 차(발효율 10~65%) = 반발효차
- **홍차**: 발효차(발효율 85%)   = 완전 발효차
- **보이차**: 후발효차(1차 발효+2차 발효)   = 후발효차

이에 의하면 발효의 정도에 따라 차가 구분된다. 게다가 보이차에만 유독 그냥 '발효'가 아닌 '후발효(2차 발효)'라는 표현이 사용된다. 이는 다른 차의 발효와 보이차의 발효는 뭔가 다르다는 느낌이 들게 만든다. 초기에는 많은 사람이 이런 공식이 맞다고 생각하고 통용해왔지만, 사실 이는 완전히 잘못된 설명이다. 보이차의 2차 발효 과정 전까지 사용된 '발효'는 정확하게는 발효가 아닌 '산화'라고 해야 맞다.

다시 정확하게 설명하면 다음과 같다.

- **녹차**: 산화하지 않은 차(산화율 0%, 발효율 0%)
- **우롱차**: 절반 정도 산화한 차(산화율 10~65%)
- **홍차**: 대부분 산화한 차(산화율 85%)
- **보이차**: 발효한 차

이런 혼란은 19세기 영국 홍차를 제조하는 과정에서 시작됐다. 당시 홍찻잎이 적갈색으로 변하고 녹차와는 맛이 달라진 것을 알게 된 사람들은 이 현상을 '발효'라고 명명했다.

일본에서도 똑같은 일이 벌어졌다. 1800년대 녹차를 홍차로 가공하는 과정에서 마찬가지로 찻잎이 붉은색으로 변하는 것을 보고 '발효'라고 했다. 나중에 과학적인 연구가 진행되면서 이것이 진정한 발효가 아니라는 것이 밝혀졌음에도 관행적으로 사용했던 '발효'라는 표현이 고쳐지지 않고 있다.

폴리페놀에 의한 산화

그럼 발효와 산화의 차이는 무엇일까? 엄밀한 의미에서 발효란 시간이 흐르면서 미생물이 효소를 이용해 유기물을 분해하며 우리 몸에 유

　　　　　　　　　　건강을 마시는 습관, 보이차

용한 물질을 만들어내는 것을 말한다. 그러니까 무엇인가가 발효되기 위해서는 무엇보다 '미생물의 관여'가 필수적이다. 과거의 잘못된 설명에서 우롱차를 '절반만 발효했다'거나 '홍차의 발효율은 85% 정도이다'라는 표현을 사용했으나 정작 우롱차나 홍차에서는 미생물이 전혀 발견되지 않았다.

그렇다면 우롱차와 홍차가 마치 발효된 것같이 차의 색깔이 바뀐 이유는 무엇일까? 그 비밀은 바로 '폴리페놀에 의한 산화작용'이다. 산화는 특정 물질이 산소를 만나면서 성질이 변하는 것을 말한다.

쉽게 이해하려면 사과를 떠올리면 된다. 사과를 깎아놓으면 과육의 색이 점차 갈변한다. 사과에는 폴리페놀이라는 화학물질과 이를 산화시키는 효소가 함께 존재하는데 껍질을 깎지 않았을 때는 산화 효소가 본격적으로 작용하지 않는다. 즉 산화 효소라는 촉매제가 사과 껍질이 있어서 외부의 산소와 만나지 않아 사과는 갈색으로 변하지 않는다. 그런데 껍질을 깎는 순간, 사과의 세포에 상처가 나고 대량의 산소를 접하면서 산화 효소가 작용해 색깔이 변하게 된다.

차의 산화 과정도 동일하다. 일단 차나무에서 찻잎을 따면 찻잎 표면의 세포가 산소와 만나 산화작용이 시작된다. 시간이 흘러 느리지만 꾸준하게 산화작용이 더욱 많이 진행되면서 폴리페놀이 색소물질 '차홍소(茶紅素)'로 변한다. 이것이 바로 우롱차와 홍차의 짙은 색을 만든다. 과거의 전문가들은 폴리페놀에 의한 산화와 미생물에 의한 발효를 구분하지 못하고 동일 과정으로 여긴 것이다.

정리하면 다음과 같다.

- **녹차**: 폴리페놀에 의한 산화가 없음(또는 매우 느리게 일어남)
- **우롱차·홍차**: 폴리페놀에 의한 산화
- **보이차**: 미생물에 의한 발효

이렇게 산화와 발효는 '미생물'과 '화학성분'이라는 큰 차이를 갖는다. 보이차의 핵심은 산화가 아닌 발효임을 알아야 한다.

모차의 가공 과정,
생차와 숙차의 탄생

이제 발효 과정을 좀 더 살펴보자. 보이차의 발효에는 '자연 발효'와 '인공 발효'가 있다. 이 차이에 따라서 보이 생차(生茶)와 보이 숙차(熟茶)로 구분된다. 그전에 기본적인 보이차 찻잎 가공 과정부터 알아보자.

기본적인 모차 완성 공정

한 잔의 보이차가 만들어지기까지는 여러 가지 복잡한 가공 단계를 거쳐야 한다. 각 단계를 통과할 때마다 찻잎의 수분이 조절되고, 세포조직이 파괴되며 차의 본격적인 모양이 잡히고, 즙이 나왔다 재흡수되면서 맛이 균일해지고, 쓴맛과 비린맛이 제거된다.

이 일련의 과정은 '자연과의 끊임없는 만남'이 전제가 된다. 찻잎은 햇볕, 바람, 습기, 뜨거운 열기를 만나 서로 어우러진다. 그렇게 완성된 한

찻잎에서 모차가 완성되는 일반 과정

채엽 : 찻잎 따기

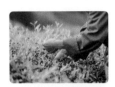

↓

위조 : 수분을 말려서 시들게 하기

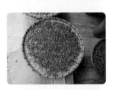

↓

살청 : 뜨거운 온도로 덖기

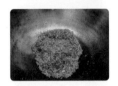

↓

유념 : 손으로 주무르고 비비기

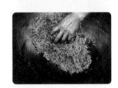

↓

쇄청 : 햇볕에 말리기

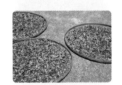

↓

이물질 제거와 품평

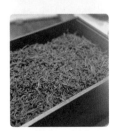

↓

모차 또는 쇄청모차 완성

보이차 모차

건강을 마시는 습관, 보이차

잔의 보이차에 '한 잔의 자연'이 담기게 된다.

복잡하면서도 흥미로운 모차(毛茶) 가공 과정을 따라가다 보면 보이차 탄생의 비밀이 드러나고 이후에 어떻게 발효로 진입하는지 좀 더 이해하기 쉽다.

가장 먼저 이루어지는 작업은 차나무에서 찻잎을 따는 '채엽(採葉)'이다. 그다음에는 찻잎에 남아 있던 수분을 일정 부분 날려주기 위해 그늘에서 자연스럽게 시들게 두는데 이를 '위조(萎凋)'라고 한다. 이는 매우 정교한 조절이 필요한 과정으로 너무 오래 시들게 두면 수분이 과도하게 날아가 이후 작업에 지장이 생기고 전체 품질에도 영향을 미친다. 적당량의 수분을 남기는 것이 중요하다. 여기까지가 산화 과정이다.

세 번째는 추가적인 산화를 막기 위해서 220도 이상의 뜨거운 솥에 5~6분 정도 덖거나 고온의 증기를 쐬는 '살청(殺青)' 과정이 이어진다. 살청 전후로 찻잎은 성질이 크게 달라진다. 살청을 거치면 더 이상 색깔이 변하지 않고 생찻잎의 쓰고 떫은맛이 현저하게 줄어든다. 특히 찻잎에서 나는 은근한 비린내인 '청미(青味)'를 죽인다는 의미에서 살(殺)자를 앞에 붙여 살청이라고 부른다. 또 뜨거운 온도로 덖으면 찻잎 세포조직이 유연해져 다음 작업이 쉬워지며 차의 에너지인 차향을 더 진하고 강하게 만들어준다(청차, 홍차의 경우 일정 정도 산화되어야 하기에 살청을 조금만 진행하거나 아예 하지 않는다).

다음은 찻잎을 기계나 손으로 주무르고 비비는 '유념(揉捻)' 과정이다. 이를 통해 펴져 있던 찻잎이 말리면서 일정한 모양을 갖춘다. 또한 찻잎의 세포조직이 더 강하게 파괴되면서 조직 내부의 즙이 밖으로 우러나온 후 다시 차의 표면으로 흡수되는 과정이 반복되며 찻잎 내외부의 맛과 향(에너지)이 균일해진다. 이 과정으로 인해 나중에 완성된 찻잎을 우리는 시간도 단축된다.

마지막으로 찻잎의 수분을 적정 수준으로 빼기 위해 햇볕에 말리는 쇄청을 거친다. 이 과정이 제대로 진행되지 않으면 차가 만들어지고 나서 수년 뒤 갑자기 맛과 향(에너지)이 달라지는 경우가 생긴다. 가장 대표적인 경우가 원치 않는 미생물이 증식해서 곰팡이가 피며 부패하는 것이다.

쇄청 작업이 끝나면 모양이 좋지 않은 찻잎과 이물질을 정리한다. 이는 비교적 간단한 작업이지만, 보이차의 품질에 상당한 영향을 미칠 수 있다. 차에 이물질이 섞여 있으면 누구라도 좋은 품질이라고 평가하기가 힘들기 때문이다.

가공을 마치면 맛과 빛깔을 보고 향기를 맡으며 가공 작업이 어느 정도 잘되었는지 판단한다. 이런 품평을 통과하면 비로소 모차가 완성되었다고 할 수 있다. 모차를 때로는 '쇄청모차'라고도 부른다.

생차와 숙차의 차이

이후 자연 발효 과정을 거치면 '보이 생차(生茶)', 인공 발효 과정을 거치면 '보이 숙차(熟茶)'가 된다.

　자연 발효에는 사람의 인위적인 개입이 없다. 마치 김치와 된장 등이 시간의 흐름에 따라 발효되는 것과 동일하다. 보이차 역시 처음에는 자연 발효로만 만들어졌다.

● **보이 생차 = 자연 발효**

　쇄청모차 상태에서 오랜 기간 동안 자연 발효를 시키는 보이차. 최소 10년은 지나야 제대로 된 맛을 낸다.

● **보이 숙차 = 인공 발효**

　쇄청모차 상태에서 인공 발효를 더해 빠르게 숙성시키는 보이차. 약 40~45일 정도면 맛을 낸다.

　다만 2009년 중국 정부가 내린 보이차의 정의(63쪽 '생차와 숙차의 문제를 해결한 2009년 수정된 정의' 참조)에는 여전히 '후발효'라는 말이 사용되며, 자연 발효와 인공 발효를 발효의 속도에 따라 구분하고 있다. 중국 정부의 용어도 함께 알아두면 명확한 개념 정립에 도움이 될 것이다.

● **자연 발효** = 자연 발효를 통한 완만후발효(緩慢後醱酵)
● **인공 발효** = 미생물을 통한 쾌속후발효(快速後醱酵)

　일상에서는 보이차를 일컬을 때 생차와 숙차를 일일이 구분하지 않

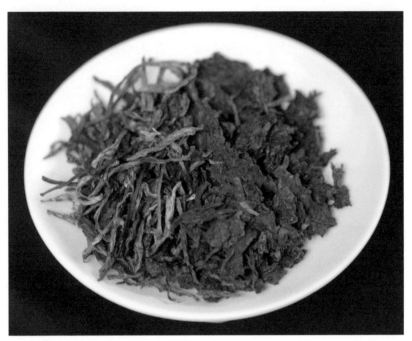

보이 생차(좌)와 숙차(우), 차이가 한눈에 드러난다.

고 그냥 '보이차'라고 통칭해서 말하지만, 엄밀하게 나누면 보이 생차와 보이 숙차는 맛, 향(에너지), 색이 모두 다르기 때문에 명확히 구분해서 표현할 필요가 있다. 시중에서 간편하게 구매해서 마시는 보이차는 대부분 탕색이 짙은 홍색에 가까운 '보이 숙차'로, 일반인에게는 보이 숙차가 더 익숙할 것이다.

건강을 마시는 습관, 보이차

생차가 숙차보다 비싸고 좋다?

보이차 애호가 중 일부는 '숙차는 생차보다 못하다'는 인식을 가지고 있다. 아무래도 '인공적으로 발효했다'는 점에서 자연 발효보다 못하다고 여기는 듯하다. 심지어 생차를 적통으로, 숙차를 서자로 취급하는 분위기도 있다. 하지만 인공적으로 발효한다고 해서 마치 공장에서 억지로 만들어낸 인스턴트식품이라고 생각해서는 안 된다. 이 발효 과정을 통해 인체에 유익한 미생물이 대량으로 자라고 찻잎의 각종 성분이 바뀌어 보이차 특유의 품질이 만들어지기 때문이다. 특히 맛이 부드러워져서 체질과 기호에 따라서는 숙차를 더욱 선호하는 경우도 많으며, 마시기 편하게 변한다는 장점이 있다.

숙차의 등장으로 일반인도 저렴한 가격에 잘 발효된 보이차를 마시게 됐기에 생차와 숙차의 우열을 논하는 것은 큰 의미가 없다.

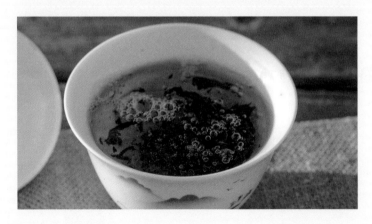

자연 발효와 인공 발효의
발전 과정

자연 발효와 인공 발효 기법은 계속해서 발전을 거듭해왔다. 보이차 특유의 탕색과 맛, 약리적 성분을 만들어내는 발효에 대해 제대로 알려면 이 둘의 발전 과정을 파악해야만 한다. 자연 발효는 티베트로 보이차를 운송하는 과정에서 우연히 발견되었고, 인공 발효는 부드러운 맛을 선호했던 홍콩인에 의해서 시작되었다.

전쟁이 만들어낸 차마고도의 자연 발효

인류가 처음 차를 마셨을 때는 찻잎의 발효에 대해 전혀 알지 못했다. 지금의 녹차처럼 찻잎을 따서 가공한 뒤 뜨거운 물에 우려 마시는 것이 전부였다. 청나라 시대에 보이차가 많은 인기를 끌었으나 당시에도 만든 지 얼마 되지 않은 신선한 햇차를 좋은 것으로 생각했지, 굳이 오래

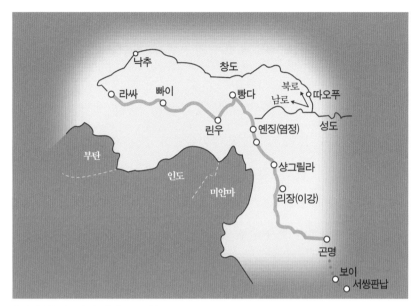

운남 지역을 가로지르는 차마고도 무역로

묵힌 다음에 마셔야 한다는 생각은 하지 않았다. 오히려 오래된 차는 좋지 않다고 생각해 3년 이상된 차는 버리는 경우도 많았다.

발효가 차맛을 새롭게 변화시킨다는 것을 알려준 곳은 차마고도(茶馬古道)이다. 중국 운남성에서 시작되어 5,000km에 달하는 오래된 이 길은 티베트와 인도를 잇는 중요 무역로였다. 당시 중국의 차와 티베트의 말을 교역하기 위해 나선 길이어서 '차와 말'이라는 의미에서 차마(茶馬)라는 이름이 붙었다.

기원전 2세기, 중국의 대표 민족인 한족(漢族)과 인근의 유목 민족인 알타이족 사이에서는 끊임없이 전쟁이 이어졌다. 특히 운남성 일대에서 치열한 전투가 많이 벌어졌다. 그러던 중 40만 명의 기병을 앞세운 알타이족이 크게 승리했고, 한고조 유방은 전쟁의 패배를 인정하며 불평등 화친조약을 맺고는 해마다 조공을 바쳤다. 그 조공 목록 중에 '운남성의 차'가 있었는데 차는 운송이 녹록지 않은 물품이었다. 무엇보다 부피가 컸고 조금만 관리를 잘못해도 썩기 일쑤였다. 이 문제를 해결하기 위해 생각해낸 방법이 '건조시킨 찻잎에 증기를 쐬어 부드럽게 만든 후 압력을 가해서 덩어리로 만드는 것'이었다. 이렇게 하면 차가 압축되어 부피가 줄고, 또 차곡차곡 쌓을 수도 있었다.

단지 이들이 간과했던 것은 증기를 쐬는 과정에서 수분이 공급되었고, 겹겹이 쌓아 올린 바람에 일정한 온도가 유지된데다가 차마고도를 걸어가는 데 오랜 시간이 소요되어 미생물이 활동하기에 가장 적절한 조건이 생성된 것이다. 이로 인해 자연 발효가 일어났다.

무역로를 지나 도착지에 가보니 찻잎에 의도하지 않은 변화가 생겼으나 다행히도 이렇게 자연 발효된 차를 마신 사람들의 반응이 매우 좋았다. 맛과 향(에너지)이 이전보다 훨씬 좋아졌기 때문이다. 이후 차마고도를 통해 차를 본격적으로 수입한 티베트인들은 발효차의 매력에 푹 빠졌다. 그래서 '자연 발효된 운남성 차의 최초 소비자는 티베트인'이라고 할 수 있다.

하지만 이런 자연 발효차에 대한 사랑은 그저 운남성과 인접한 티베트 일대의 이야기일 뿐, 중국 내륙에서는 여전히 차를 자연 발효시켜 마시는 문화가 없었다. 그러니 초창기 '자연 발효차'는 그저 변방의 문화일 뿐이었다.

인공 발효의 필요성

오늘날과 같이 전 세계적으로 보이차가 확산된 것은 홍콩인들 덕분인 것으로 알려져 있다. 영국이 홍콩을 식민지로 지배한 시기는 1841년부터인데, 1950년대 보이 생차가 홍콩으로 수출되기 시작했다고 추정한다. 그런데 운남성 사람과 홍콩 사람의 입맛은 완전히 달랐다. 운남인은 강하고 떫고 쓴맛에 그리 거부감을 느끼지 않았다. 그들은 평소에도 독한 술을 마시고 기름에 튀긴 자극적인 음식을 즐겨 먹었기에 서서히 자연 발효되는 생차의 맛을 선호했고 차의 맛을 부드럽게 하는 데 별다른 관심을 기울이지 않았다.

하지만 홍콩인에게는 발효가 많이 되지 않아 아직 떫은맛이 강한 보이 생차는 너무 생소했다(보이 생차가 제대로 발효되어 편안한 맛이 되려면 최소 10년의 세월이 필요하다). 그래서 홍콩 상인은 차가 도착하자마자 포장지를 모두 벗긴 후에 덥고 습한 지하 창고에서 수년간 추가로 '익혔고', 맛이 부드러워진 후에야 시장에 내다 팔았다. 그렇게 하니 홍콩인의 입맛에 딱 맞는 보이차가 탄생했다. 익힌 보이차는 홍콩인에게 '영혼의 차'라고 불릴 정도가 되었는데 아침에 일어나자마자 보이차를 마시고, 저녁이 되면 하루의 피로를 씻기 위해 보이차를 앞에 두고 대화를 나눴다.

이렇게 '익힌 보이차'의 수요가 점차 늘자, 홍콩의 차 상인들은 창고에서 오랜 시간 묵히는 것보다 더 빠르게 발효시킬 방법을 찾았다. 여러 궁리 끝에 처음에는 보이차를 땅에 묻는 방법을 생각해냈지만 이 방법은 그리 실용적이지 않았다. 홍콩의 땅값이 급격하게 오르면서 비싼 땅에 값싼 보이차를 묻어 둘 수는 없었기 때문이다.

이즈음부터 중국 본토에서도 인공 발효에 관심을 기울였다. 매년 막대한 양의 보이차를 홍콩으로 수출하고 있었기에 홍콩인이 좋아하는 부드러운 맛의 발효 보이차를 만들어야 했기 때문이다.

홍콩과 가까운 광동성의 보이차 해외 수출 담당 기관인 광동다업수출업공사는 전문가를 홍콩으로 보내 홍콩 사람들이 보이차를 빨리 익히는 방법을 샅샅이 조사했다. 이후 본토로 돌아와 찻잎에 물을 뿌려서 습도를 조절하는 방법으로 인공 발효시킨 보이차 '광운공병(廣雲貢餅)'을 만들었다. 이 숙차 기법은 1950년대 마카오에서 노주훈(盧鑄勛)이라는 인물이 최초로 시도했기에 지금도 그를 '숙차의 아버지'라고 부르고 있다. 당시에 꽤 많은 광운공병이 수출되었지만, 더 나은 발효 공법을 찾는 과정에서 자연스럽게 다른 발효법으로 만들어진 차에 주도권을 넘겨주었다.

운남성에 있던 중국다업공사운남성공사도 당시 관내 보이차 제조사였던 하남차창, 맹해차창, 곤명차창, 해만차창 등과 함께 인공 발효법의 개발에 나섰다. 가장 먼저 하남차창에 인공 발효법을 연구해보라는 지시를 했고, 하남차창은 고온을 이용해 발효를 빠르게 하는 방법을 활용

건강을 마시는 습관, 보이차

했지만 결과가 썩 좋지는 않았다. 이후 맹해차창에서도 인공 발효법을 연구했으나 홍콩 상인이 원하는 수준의 탕색이나 부드러운 맛은 만들지 못했다. 그러다 해만차창의 추병량(鄒炳良)이라는 인물이 일정한 성과를 냈고, 마지막으로 곤명차창에서 인공 발효 문제를 해결했다.

계속되는 연구를 통해 중국에서는 1975년부터 본격적으로 보이 숙차가 생산되었다. 당시 '숙전7581' 등과 같은 제품은 많은 사람의 사랑을 받았으며 인공 발효 숙차 생산법은 전 운남성으로 퍼졌다. 숙차의 전성시대가 열린 것이다.

상인들은 숙차 생산량을 늘려달라고 요청했고, 1978년에 이르러서는 전체 보이차 생산량 중에 숙차가 상당량을 차지할 정도가 되었다.

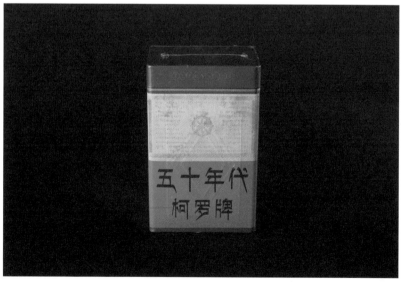

1950년대 생산된 차

이때 개발된 인공 발효법은 '악퇴(渥堆)'라고 불린다. 글자 자체에 공정의 절차가 담겨 있다.

- 악(渥): 물에 젖다(모차에 물을 뿌리는 공정)
- 퇴(堆): 쌓다(모차를 쌓는 공정)

글자 그대로 가공이 완료된 모차에 물을 뿌려 높게 쌓고는 7~8일 간격으로 계속 모차 더미를 뒤집어주어 공기가 통하도록 하면 된다. 이렇게 하면 모차 내부 온도가 60도 이상으로 올라갔다가 뒤집기를 통해 온도가 내려가고 다시 올라가기를 반복한다. 모든 과정이 끝나면 찻잎을 바짝 건조시켜 악퇴를 마무리한다.

악퇴는 한 번에 수 톤씩 작업하기에 많은 노동력이 필요한 것은 물론, 자칫 실수가 생기면 그냥 찻잎이 썩어버리기도 하기 때문에 조심스럽고 정교하게 해야 한다.

건강을 마시는 습관, 보이차

다양한 긴압 형태

악퇴가 끝난 보이차는 긴압(緊壓)을 통해 상품으로 완성된다. 긴압은 뜨거운 수증기를 쐬인 후 일정한 틀에 넣고 25~40kg에 달하는 무거운 돌로 강하게 압력을 가하는 공정이다. 어느 정도 굳으면 통풍이 잘되는 장소에서 건조시킨다.

긴압은 앞서 이야기했듯 차마고도에서 운송의 편리함을 위해 최초로 개발되었다. 긴압이 여러 모로 유용했기 때문에 차 산업이 발전함에 따라 긴압의 형태가 매우 다양해졌으며, 기술 역시 점차 발전했다.

병차(餅茶)

가장 흔한 모양이다. 둥근 떡 모양이어서 '떡차'라고도 부른다. 한자로 '병(餅)'은 떡을 의미한다. 시중에서 판매될 때는 '칠자병차'라는 상표가 붙는

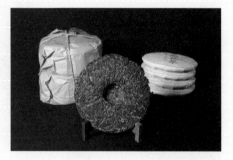

데, '칠자(七字)'는 과거 7개씩 한 묶음으로 포장했기 때문에 붙여졌다. 전통적인 표준량은 375g이지만, 최근에는 125g, 200g, 400g의 다양한 크기로도 만든다.

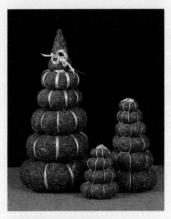

금과공차(金瓜貢茶)

늙은 호박 모양처럼 크고 둥글게 긴
압한다. 크기별로 탑처럼 쌓은 것은
탑차(塔茶)라 한다. 청나라 시기 황
실에 조공되었다고 하는 최고급 보
이차로 알려져 있다. '금과'는 호박을
의미하고 '공차'는 조공으로 바치는
차를 말한다. 어리고 부드러운 최상
급 찻잎으로 만들었다.

인두공차(人頭貢茶)

금과공차 중에서 사람 머리 크기와
같이 크게 긴압한 것을 따로 인두공
차라고 불렀다.

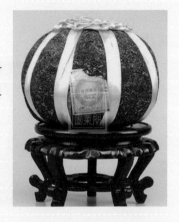

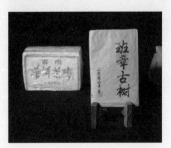

전차(磚茶)

직사각형 모양(벽돌)으로 보통 250g
이 많지만 500g 등 무게가 다양하다.

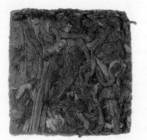

방차(方茶)

네모 방자를 쓰는데 이는 정사각형 모양
을 말한다.

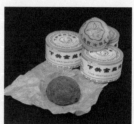

타차(沱茶)

야구공을 반으로 갈라놓은 듯한 반구 형태
로 바닥은 손가락 굵기로 쏙 들어가 있다.
보통 100g짜리가 많다.

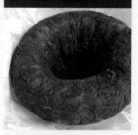

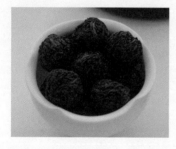

소타차(小沱茶)

타차보다 작은 둥근 공 모양이다. 약
간 큰 알사탕을 생각하면 된다. 보통
8g 정도이다. 각설탕 형태로 만들어
지기도 한다.

이 밖에 동그란 구슬 모양(용주차), 만두나 송이버섯 모양의 차도 있다.

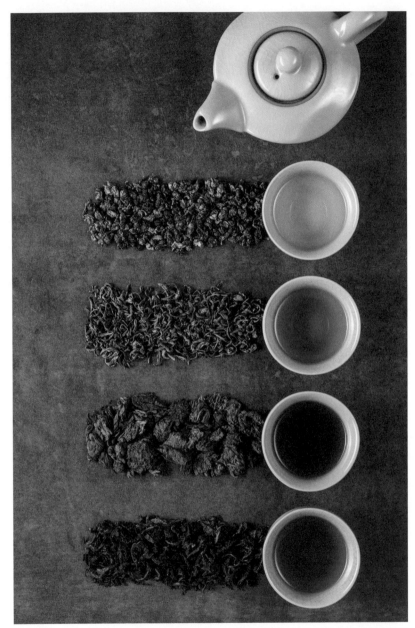

위에서부터 순서대로 청차, 홍차, 흑차, 무이암차이다. 무이암차는 복건성에서 생산되는 중국 10대 명차 중 하나이다.

     건강을 마시는 습관, 보이차

보이차에 대한 정의

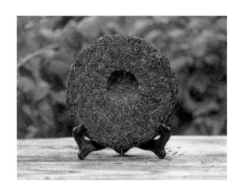

특정 상품에 정부가 나서서 '정의'를 내리는 경우는 별로 없다. 그런데 중국 정부는 이제까지 보이차에 대해 2003년 한 차례 정의(운남지방표준조례)를 한 후 다시 2009년에 기존 조례상의 정의(중국국가표준조례)를 수정 발표했다. 보이차는 중국 정부의 주요 수출 품목으로 그 중요성이 상당했기에 보이차를 둘러싼 논란을 국가 차원에서 정리할 필요가 있다고 보았기 때문이다. 덕분에 우리는 보이차에 대한 정의를 기준으로 좀 더 명쾌하게 보이차를 이해할 수 있게 되었다.

찻잎 크기부터 가공 과정에 대한 기준까지

2003년 '운남지방표준조례'라는 것이 발표되었는데 3번 조항이 보이차에 대한 최초의 정의이다.

보이차란 운남성 일정 지역의 운남대엽종(雲南大葉種) 찻잎을 햇볕에 말려 만든 초벌차, 이른바 쇄청모차를 원료로 후발효 가공을 거쳐 만든 산차(散茶)와 긴압차(緊壓茶)를 말한다. 외형의 색택(色澤)은 적갈색, 탕색은 밝고 투명한 적색, 우린 잎은 적갈색이다. 독특한 향과 두터운 미감(味感)에 단맛이 나는 것이 특징이다.

이 정의를 하나씩 뜯어보면 보이차의 본질에 접근할 수 있다.

'운남성 일정 지역'

보이차에 관심이 있는 사람이라면 그 생산지로 운남성을 바로 떠올리겠지만, 사실 한때 보이차는 운남성이 아닌 다른 지역에서도 생산되었다. 2차 세계대전으로 인해 보이차 운송로가 막히자, 일부 중국 차 생산업자가 태국으로 옮겨가 보이차를 만든 것이다. 또한 중국의 문화혁명 시기에 보이차 공급이 원활하지 않자 홍콩 상인은 베트남과 라오스 지방에서 생산되는 원료를 공급받아 판매하기도 했다. 뿐만 아니라 보이차의 인기가 급격하게 높아져 운남성에서 생산되는 양만으로는 수요

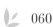

건강을 마시는 습관, 보이차

를 따라가지 못하는 일이 발생했기에 인근의 복건성, 광동성, 사천성 등에서도 보이차를 생산했다.

　최초의 보이차가 운남성에서 시작된 것은 맞지만, 이후 지역적으로 생산지가 퍼졌는데 중국 정부는 보이차의 정통성은 오직 운남성에 있다고 보아 이 문구를 넣었다.

'운남대엽종 찻잎'

　'대엽종'은 찻잎 크기에 따른 명칭이다. 찻잎은 크기에 따라 대엽종, 중엽종, 소엽종으로 나뉜다. 대엽종보다 더 큰 '특대엽종'도 있다.

　잎사귀 면적이 넓은 대엽종은 소엽종이나 중엽종에 비해 유효물질을 더 많이 함유하고 있다. 또 이 정도 크기가 되어야 발효 후 몇십 년이 지나도록 깊고 풍부한 맛을 간직할 수 있다. 찻잎 크기에 따라서 발효의 시간이나 수분 함량 등이 달라질 수밖에 없기 때문이다. 그런 점에서 '운남대엽종 찻잎'이라는 기준은 매우 중요하다.

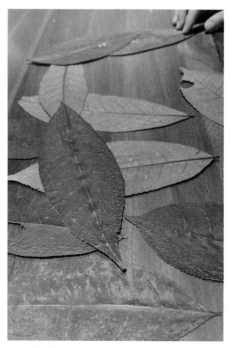
대엽종 찻잎

'햇볕에 말려 만든'

햇볕에 말리는 과정은 차의 품질을 결정하는 데 결정적인 요소이다. 수분율을 낮추고 각종 효소 활성물질이 많아지게 만들기 때문이다. 문제는 비가 오는 날이 계속되거나, 빨리 대량의 찻잎을 공급해야 할 때 일부 차 생산업자들이 햇볕이 아니라 100도가 넘는 고온의 열풍기에 말린다는 점이다. 이렇게 하면 시간은 줄일 수 있으나 발효 과정에 변수가 생기면서 제대로 된 보이차가 생산되지 않을 수 있다. 이 때문에 중국 정부에서는 '햇볕에 말려 만든'이라는 기준을 세운 것이다.

사실 햇볕에 자연스럽게 말리는 것은 열풍기와 같은 인위적인 방법으로 편법을 쓰기보다 전통의 방법을 고수하겠다는 의지를 보여주는 것이기도 하다. 과거에는 기계가 없었기에 당연히 40도까지 올라가는 한낮의 뜨거운 태양 아래에서 자연적인 건조를 했다.

'쇄청모차를 원료로 후발효 가공을 거쳐 만든'

여기에서 후발효란 앞서 이야기했던 인공 발효 악퇴를 말한다. '그렇다면 악퇴 과정을 거치지 않고 자연 발효된 보이차는 보이차가 아니란 말인가?'라는 의문이 들 수 있다. 이렇게 되면 보이차 생산업자들에게 상당한 곤란함이 유발된다. 중국 정부의 공식 입장으로 악퇴를 거치지 않은 보이 생차는 이제 보이차로 인정받지 못한다는 뜻이기 때문이다. 이러한 혼란을 의식한 듯 이 문구는 2009년에 공식적으로 수정된다.

'산차와 긴압차를 말한다'

모차가 완성되고 긴압을 하기 이전의 상태를 '산차'라고 한다. 손으로 들어 올리면 후드득 떨어지는 상태이다. 이 말은 곧 보이차가 꼭 긴압 형태만 있는 것은 아니라는 의미이다.

생차와 숙차의 문제를 해결한 2009년 수정된 정의

2003년에 내려진 정의에서 가장 문제가 된 것은 생차와 숙차의 구분 이었다. 2009년 새롭게 내려진 정의에서 이 문제를 해결하였다. '중국 국가표준조례'의 내용을 살펴보자.

보이차란 첫째, 운남 지방정부에서 지정한 지리적 표시 상품이다. 둘째, 보이차 산지 환경조건에 부합한 운남대엽종 찻잎을 햇볕을 통해 만든 쇄청모차 원료를 특정 가공공정을 통해 생성한 독특한 품질의 차를 말한다. 셋째, 보이차는 보이 생차와 보이 숙차 두 종류로 나눈다. 이중 '보이 생차'란 보이차 산지 환경에 부합한 조건에 서 자란 운남대엽종 차나무의 생엽을 살청, 유념, 일광건조 등의 공정을 거쳐 압제해 만든 각종 모양의 '긴압차'를 말한다. 품질의 특징을 보면 외형의 색택은 묵록색, 탕색은 투명한 녹황색, 우린 잎은 황록색, 지속적인 청순한 향기와 두터운 미감에 단맛이 난다. '보이 숙차'란 보이차 산지의 환경에 부합한 조건에서 자란 운남대엽종 차나무의 생엽을 원료로, 특정 가공인 후발효 공정에 따라 만든 산차와 긴압차를 말한다. 넷째, '후발효 공정'이란 미생물을 통한 쾌속후발효(快速後醱酵)와 자연 발효를 통한 완만후발효(緩慢後醱酵)를 모두 지칭한다. 품질의 특징을 보면 외형의 색택은 적갈색, 탕색은 밝고 투명한 적색, 우린 잎은 적갈색으로 독특한 향과 두터운 단맛이 난다.

과거의 정의에 비하면 꽤 상세하고 구체적이다. 보이차 자체에 대한 정의는 크게 달라지지 않았으나 보다 정교해진 것이 특징이다. 가장 눈에 띄는 부분은 '보이 생차와 보이 숙차 두 종류로 나눈다'라고 명시함으로써 보이 생차를 명확하게 보이차의 개념에 포함시켰다는 점이다.

이제 '보이차'의 구체적인 개념이 머릿속에서 정리되었을 것이다. 두 정의에서 중요한 키워드만 뽑아보면 다음과 같다.

- 운남성에서 채취된 대엽종
- 일련의 가공 과정이 끝난 쇄청모차가 원료
- 자연 발효 또는 인공 발효(또는 후발효) 공정을 거친 생차와 숙차

건강을 마시는 습관, 보이차

순활결량, 좋은 보이차 품평의 기준

오랜 세월 사람들은 보이차를 마시면서 색과 맛과 향, 그리고 느낌까지 총체적으로 어떤 보이차가 좋은지 품질의 기준을 논의해왔다. 그렇게 해서 나온 기준이 '순(順)-활(活)-결(潔)-량(亮)'이다. 순하고, 활성이 있으며, 깨끗하고, 밝다는 의미로 이를 떠올리며 마신다면 보이차를 더 행복하게 즐길 수 있다. 또 더 품질 좋은 보이차도 찾아낼 수 있다.

좋은 보이차의 첫 번째 특징, 순하다(順)

한 모금 입에 잠시 머금은 다음에 목구멍으로 넘길 때 거부감이 없으며 원만하고 자연스러운 것을 말한다. 한마디로 '부드럽고 온화하다'는 것으로 자극적이거나 거칠지 않다는 뜻이다. 이는 보이차의 특성으로 보이차는 편안하게 우리 몸을 보호한다. 좋은 보이차에서는 거부감이 들지 않는 순하고 부드러운 향기가 난다.

좋은 보이차의 두 번째 특징, 활력이 느껴진다(活)

보이차에는 자연의 생명력이 풍부하게 담겨 있다. 태양과 물과 공기와 자연의 미생물들이 어우러져 오랜 기간을 지내며 유효물질을 만들어내기 때문이다. 우리 몸에 이와 같은 자연의 생명력이 들어오면 당연히 활력을 느낄 수밖에 없다.

옛사람은 병에 걸리지 않도록 건강 관리를 잘하여 오래 살려는 양생(養生)의 길을 보이차에서 찾았다. 예로부터 보이차가 '장수차(長壽茶)'라고 불린 것도 이런 이유 때문이다.

좋은 보이차의 세 번째 특징, 깨끗하다(潔)

보이차는 기본적으로 깨끗함을 상징한다. 먼저 잘 자란 차나무에서 정성스럽게 찻잎을 따고, 태양의 자외선 아래에서 건조시켜 잡균을 죽이고 이물질을 제거해 만드니 자연의 깨끗함과 순수함을 가득 안고 있다. 이런 깨끗함은 담백한 맛으로 나타난다. 여러 찌꺼기와 몸에 좋지 않은 성분이 섞여 있다면 이런 느낌을 줄 수가 없다. 그래서 좋은 보이차는 단맛이 난다. 반면 느끼하거나 잡맛이 느껴진다면 좋은 보이차가 아니다.

좋은 보이차의 네 번째 특징, 밝다(亮)

좋은 보이차는 진하고 기분 나쁜 쓴맛이 나지 않는다. 마치 한의학의 탕약처럼 광택이 풍부한 갈홍색으로 보는 것만으로도 마시고 싶어진다. 이것이 보이차의 진정한 아름다움이자 자연적인 보이차의 특징이다. 이러한 탕색의 밝음은 우수한 품질과 그렇지 않은 품질을 가리는 기준이 된다. 눈에 보이는 색에서부터 어느 정도의 윤기와 광택이 흐르냐에 따라

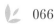

건강을 마시는 습관, 보이차

서 먼저 판단을 할 수 있기 때문이다. 보이차의 탕색은 대체로 갈홍색이지만, 차의 종류와 연수에 따라서는 붉은 보석류나 석류색, 호박색이나 포도주색을 띠기도 한다.

이 네 가지 특징과 달리 떫고, 쓰고, 진하고, 탁하고, 거부감이 드는 향(에너지)을 가진 보이차는 마시지 않는 것이 좋다.

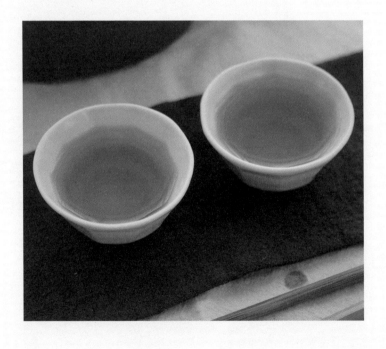

2000년 역사와 함께해온 오래된 친구, 보이차

PU'ER TEA _ PART 02

보이차의 색, 맛, 향은 비견할 수 없는 큰 매력을 지닌다. 알면 알수록 더 깊고 신비한 보이차의 세계에 빠지는 이유 또한 여기에 있다. 오랜 세월 차와 함께해 온 중국인은 보이차의 색, 맛, 향에 다양한 해석을 가미하면서 풍부한 보이차 문화를 이끌어왔다.

보이차의 흥미진진한 역사도 지적 호기심을 자극한다. 보이차는 상당히 굴곡진 역사를 가지고 있다. 그저 몸에 좋은 차일 뿐인데 무슨 역사가 그리 굴곡지냐고 할 수 있다. 하지만 중국 내부의 정치 상황과 맞물리면서 한때 보이차의 명맥이 완전히 끊기기도 했으며, 이후 특정 사건을 통해서 극적으로 부활해 오늘에 이르렀다. 2000년을 함께해온 친구, 보이차의 속사정으로 조금 더 깊이 들어가 보자.

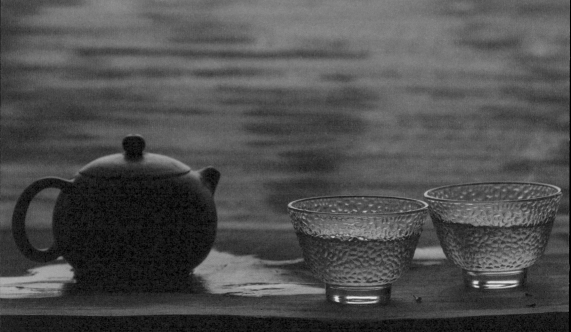

보이차의 시련과 영광,
그리고 탄압과 부활

동서양을 통틀어 세상에는 수많은 종류의 차가 존재하지만, 보이차만큼
큰 영광과 시련을 겪은 차도 없을 것이다. 초기에는 그저 변방의 소수민
족이 즐겨 마시는 차에 불과했지만, 어느 순간 고급문화의 대명사가 되
었고, 또 어느 때는 약탈의 대상도 되었다. 중국의 현대사에 와서는 '부
르주아 계급의 향유물'이라는 낙인이 찍혀 그 명맥이 끊기기도 했다. 보
이차가 걸어온 역사의 뒤안길을 살펴본다면, 그 깊은 풍미만큼이나 흥
미진진한 이야기를 알 수 있다.

홀대받던 명나라, 급격히 인기가 오른 청나라

앞에서 보이차 발효는 중국 한족과 인근의 유목민이었던 알타이족
사이의 조공에서 비롯되었다고 언급한 바 있다. 그런데 어느 순간 보이

차는 두 민족의 힘의 균형을 뒤바꾸고 알타이족을 멸망시키는 단초가 되었다.

처음에는 한족이 굴욕적으로 조공을 바쳐야 했지만 점점 시간이 흐르면서 양국의 관계가 정상화되었고, 이후 한족은 헐값에 차를 판매하면서 대신 비싼 말[馬]을 사왔다. 그런데 시간이 더 흐르자 보이차는 이제 싸게 살 수 있는 차가 아니게 되었다. 알타이족은 고산지역에서 수렵과 목축을 생업으로 해 살았기에 양고기와 짐승의 젖이 주식이었으며 채소와 과일은 먹기가 힘들었다. 그런 점에서 폴리페놀(강력한 항산화 물질)과 비타민, 미네랄이 풍부한 보이차는 편중된 식사를 하며 살아가던 알타이족 사람들의 건강을 지켜주는 절대적인 식품이 되었다. 당시 문헌에는 이런 기록이 있다.

금 한 냥으로 차 한 근을 바꾼다.

이 말은 당시 알타이족이 보이차를 얼마나 귀하게 생각했는지 단적으로 알려준다. 아마도 보이차가 질병을 예방하고 수명을 연장시켜 주었을 것이기에 '생명을 살려주는 명약' 정도의 대접을 받았을 것이다.

이렇게 알타이족 안에서 보이차의 수요가 커지자, 그때부터는 보이차가 비싸게 팔리고 말이 헐값에 거래되는 일이 발생했다. 광활한 들판을 달리는 튼튼한 말들이 중국으로 대량 들어왔고 한족은 이 말을 타고 다시 유목민족을 공격해 결국 그들을 멸망시켜 버렸다. 이 전쟁의 역사

건강을 마시는 습관, 보이차

에서 보이차가 독자적인 역할을 했다고 할 수는 없지만, 분명 전쟁 자원 측면에서는 큰 몫을 했다고 볼 수 있다.

보이차는 한때 홀대를 당하던 시절도 있었다. 가장 대표적인 시기는 바로 명나라(1368~1644) 때였다. 명나라 시조인 주원장(朱元璋, 1328~1398)은 빈농 출신으로 힘들게 성장했기에 부자들에게 반감을 가졌다. 그런데 당시만 해도 부자들만 보이차를 마셨다. 이에 주원장은 차를 덩어리 형태로 만드는 긴압차의 판매를 금지해버렸고 풀어진 형태로 보관·운반하는 산차만 허용했다. 게다가 이후 명나라에서는 차보다는 술을 중요시하는 문화가 확산되었다. 벼농사를 지으면 쌀을 생산하고 술도 빚을 수 있는 데에 반해 차농사는 차의 제조만을 위해 별도로 해야 했기에 생활 필수품이 아닌 사치품으로 여겨졌다.

하지만 보이차는 그대로 사라지지 않았다. 보이차가 가진 여러 이점으로 인해 여전히 일각에서는 보이차를 마셔왔다. 그러던 중 기회가 찾아와 다시 고급문화의 대명사로 화려하게 급부상했다. 청나라(1636~1912) 지배층이 보이차를 마시기 시작했기 때문이다.

그러나 결과적으로 이는 오히려 더 큰 문제를 낳았다. 바로 소수민족의 탄압이 시작된 것이다. 갑자기 보이차의 인기가 급상승하자 '보이차가 돈이 된다'는 사실을 안 사람들이 운남성으로 대거 몰려가 보이차 산지를 피바다로 물들였다. 차밭을 빼앗으려는 탄압이 이어졌고 이에 저항하다 못해 아예 땅을 포기하고 이주하는 소수민족 주민들도 생겼다.

이렇게 약 200년간 보이차는 큰 인기를 끌었지만, 청나라 말기가 되면서 나라가 내우외환(內憂外患)에 시달리며 보이차의 영광도 함께 사그라들었다. 각종 난(亂)이 발생하고 도적떼들이 횡행하며 이곳저곳에서 약탈이 자행되었는데 이들은 황실로 조공되는 귀한 보이차도 자주 노렸다. 결국 황실에서는 공차 제도를 폐지했고, 그때부터 보이차는 역사의 수면 아래로 가라앉았다.

모택동, 닉슨 대통령에 의해 다시 인기 부활

1949년, 다시 보이차가 부활할 조짐을 보였다. 같은 해 10월에 중화인민공화국이 수립되면서 기나긴 국공내전으로 피폐해진 국가 재정을 채우기 위해 정부가 가장 빠르게 돈을 마련할 수 있는 보이차 산업에 관심을 보였기 때문이다. 1950년 중국 정부가 첫 번째로 세운 기관이 차와 관련된 중국 내 모든 업무를 관장하는 '중국다업공사'였다. 운남성에는 지부 형식으로 '중국다업공사운남성공사'를 세웠으며 이때부터 한동안 중국의 차 산업은 정부에 의해 주도되었다.

그러던 중 보이차가 또 한 번 크게 탄압받는 일이 발생했다. 1966년 시작된 문화대혁명 시기에 보이차가 '부르주아 계급의 향유물'로 낙인이 찍혀버린 것이다. 결국 차나무가 베어지고 바나나와 고무나무로 대체되는 등 2000년의 역사를 지니며 수많은 위기에도 살아 남았던 보이차의 명맥이 거의 끊어질 정도의 탄압을 당했다. 하지만 이번에도 역시

건강을 마시는 습관, 보이차

광풍은 잠잠해지고 보이차는 또다시 불사조처럼 살아나기 시작했다.

특히 1972년 모택동(마오쩌둥)이 북경을 방문한 미국의 닉슨 대통령에게 보이차를 선물하면서 전 세계적으로 보이차의 수요가 폭발했다. 이는 마치 청나라 시절에 보이차가 공차가 되면서 얻은 영광과 비슷했다. 또 1978년 프랑스가 보이차의 뛰어난 효능에 대한 임상실험 보고서를 발표하자 보이차는 전 세계적으로 가히 선풍적인 인기를 끌었다.

하루 숙차 3잔을 꾸준히 마시면 1개월 후 혈중 지방 함량을 4분의 1로 줄일 수 있다.

혈중 지방 제거와 다이어트에 좋다고 한 보고서의 이 문구로 인해 보이차에 몸매가 좋은 요조숙녀들이 마신다는 '요조차(窈窕茶)', 체중을 감량하는 '감비차(減肥茶)'라는 새로운 별명이 생기기도 했다. 이후 보이차의 인기는 홍콩과 대만을 넘어 한국으로까지 이어지며 오늘에 이르게 되었다.

보이차의 역사를 이끌어온 차창과 대표 상품

차창(茶廠, 茶厂)은 차밭을 소유하고 차를 생산·제조하는 회사를 말한다. 청나라 말기부터 유명 차창들이 나타나 보이차 산업의 발전에 큰 공헌을 해왔다. 차창들은 소비자의 기호를 정확하고 영리하게 파악해 등급을 분류해 판매하면서 많은 돈을 벌었고, 축적된 자본을 토대로 보이차 산업을 더 발전시켰다. 하지만 중국이 공산화된 이후 사유재산이 인정되지 않으면서 개인 차창은 몰수되었다. 이후 중국 정부는 여러 차례의 통폐합을 거쳐 국영 보이차 차창을 4개로 재편하였다.

맹해차창의 대익

맹해차창(勐海茶廠)은 1930년대 중국 남경(난징)을 수도로 했던 국민정부가 설립했다. 당시 남경총독부는 차 산업의 부흥을 위해 운남성에 전문가를 파견하고 '운남차이무역주식회사'를 세웠다. 공식적으로 차 생산은 하지 않고 긴압차를 구매해 판매하는 역할에 머물렀으며, 국공내전이 시작되면서 차와 관련된 일체의 활동은 중지되었다.

이후 1952년 '불해차창'으로 다시 개업하고 1963년 '운남성 맹해차창'으로 개명했다. 이곳에서는 이른바 '병배' 방식으로 차를 만들었는데 이는 단맛의 차, 쓴맛의 차, 향이 좋은 차를 섞어 차맛과 향기를 좋게 만드는 방법이다. 맹해차창의 병배 조합 노하우는 여전히 기밀로 유지되고, 지금

건강을 마시는 습관, 보이차

도 많은 투자를 해 새로운 병배 방식을 연구하고 있다. 맹해차창은 '대익(大益)'이라는 상표를 쓴다. 차창 근처에서 조달되는 물이 맑고 깨끗해서 품질이 더욱 좋다는 평가가 있다.

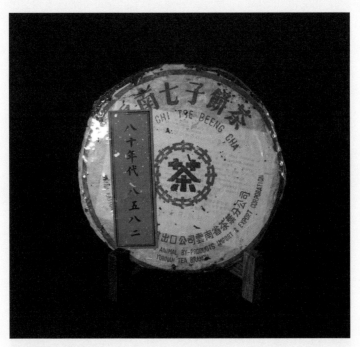

맹해차창의 1980년대 8582

곤명차창의 복흥

1939년에 '복흥실험차창'이라는 이름으로 설립되었으며 '복흥(复興)'이라는 브랜드를 사용했다. 이후 '곤명차엽가공창'으로 이름을 바꾸었고 1950년에 국유화되었으며, 1960년대에 '운남곤명차창'으로 또다시 개명했다. 1965년 이후부터 일부 병차와 홍차를 내수용과 티베트 등으로의 수출품으로 만들었다. 곤명차창(昆明茶廠)은 보이차의 인공 발효 기법을 만들어내는 데 중요한 역할을 했음에도 1992년 생산 단가 등의 문제로 파산하고 말았다. 이후 소수 인원이 개별적으로 차를 만들어 팔았으며, 2000년대 중반에 보이차가 새롭게 조명되자 다시 회사를 세웠다.

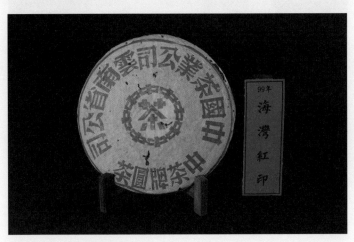

곤명차창의 1999년 홍인 중차패

건강을 마시는 습관, 보이차

하관차창의 송학

1941년 '강장차창'이라는 이름으로 최
초 설립되었으며 1950년 국유화되
면서 '중국차엽공사하관차창'으
로 이름이 바뀌었다. 다시 하관
지역의 다른 차창들과 병합되면
서 '하관차창(下關茶廠)'으로 변
경되었다. '송학(松鶴)' 브랜드를 사용
하며 소나무와 학 그림을 제품 포장지에 인

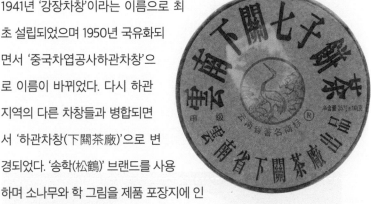

하관차창의 2000년대 송학철병

쇄한다. 보이차 이외에도 녹차, 홍차, 청차
등 다양한 차를 생산한다. 1974년부터 '중차'라는 브랜드로 프랑스에 첫
수출을 시작했는데 대성공을 거두었다. 이후 홍콩과 협력해 유럽 전 지
역으로 수출을 했다. 당시 프랑스와 유럽의 과학자, 의학자들이 보이차
의 효능에 관심을 가지고 연구한 결과를 발표하면서 많은 유럽인에게 알
려졌다.

오늘날 서구지역에서 보이차가 대중화되고 인기를 얻은 데는 이 하관차
창의 역할이 매우 컸다.

보이차창의 보수

보이차창(普洱茶廠)은 앞의 3대 차창과는 다르게 많이 알려지지 않았다. 1975년이라는 비교적 늦은 시기에 설립됐기 때문이다. 하지만 보이차의 해외 시장 개척에서 매우 중요한 역할을 했다. 보이차창은 수출용 보이차를 전담해서 생산했는데 긴압차가 아닌 산차의 형태로 제품을 만들었다. 다만 이렇게 산차로 만든 것은 초기의 이야기일 뿐, 이후에는 긴압차도 많이 생산하고 있다. 1994년 '보수(普秀)'라는 제품 상표를 등록했다.

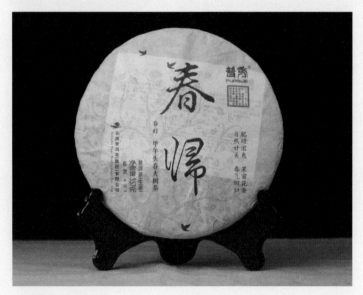

보이차창의 2014년 생차

건강을 마시는 습관, 보이차

현대의 광풍과 나락,
다시 일어난 시장

보이차는 1990년대, 말 그대로 '광풍'이라고 할 정도로 많은 사람의 주목을 받다가 또다시 '나락'이라고 할 정도로 시장이 엄청나게 침체되었다. 이는 1997년 홍콩 반환이라는 시대적 사건으로 촉발되었으며, 갑작스럽게 큰돈을 번 사람들의 꿈틀거리는 욕망으로 추동되었다. 이 과정에서 언론에 의해 특정 상품이 순식간에 뜰 수 있지만, 또 한순간에 그 인기가 사그라들 수도 있음이 증명되었다.

다급한 홍콩인들이 대거 헐값에 팔아

1850년대부터 홍콩에 보이차가 수출되었던 것과는 달리, 1990년대 중반까지만 해도 대만에는 보이차가 거의 알려지지 않았다. 물론 일부 전문가에게는 소개되었지만, 일반 대중은 굳이 보이차를 마실 이유가 없었다. 그도 그럴 것이 그때까지만 해도 대만에서는 청차가 유명했다. 국내 차 마니아 중에서도 대만 청차를 좋아하는 사람이 있는데 청차는 발효를 거치지 않은 산화차로 한 번쯤 들어봤을 '오룡차(烏龍茶)' 또는 우롱차를 말한다. 오룡차는 가공한 이후의 모습이 까마귀처럼 검고, 용의 여의주처럼 보인다고 해서 붙여진 이름으로 대만인은 주로 오룡차를 마셨다.

이런 상황에 홍콩의 중국 반환 날짜가 다가왔다. 중국인들이야 이를 무척 반겼겠지만, 사실 홍콩인에게는 두려운 일임에 틀림없었다. 중국은 사회주의 체제였고, 홍콩은 세계 경제에서 중요한 역할을 담당하는 도시가 될 정도로 자본주의가 발달했기에 중산층 이상 부유층의 불안은 더욱 심화되었다. 사회주의는 기본적으로 자본가에게 적대적이라는 생각에 해외로 이민을 가려는 사람이 급격하게 많아졌다.

그때 홍콩인이 재산을 처분하면서 오래된 보이차 또한 대량으로 내놓았다. 시장경제 원리에서 공급이 많아지면 당연히 가격은 싸지게 마련, 보이차 역시 마찬가지였다. 이를 주목한 사람들이 바로 대만인이었다. 이들은 즐겨 마시던 오룡차와는 전혀 다른 방식으로 만들어진, 발효 보이차에 대해 강한 호기심을 가지고 접근하기 시작했다.

문제는 여기에 상업적인 욕심이 발동되었다는 점이다. 대만인은 오래 보관하면서 마실 수 있는 보이차의 특징에 주목해 '마시는 골동품'이라는 개념을 만들어 확산시켰고, '오래될수록 가격이 비싸진다'는 점을 적극적으로 홍보했다. 뿐만 아니라 '보이차 신비화'를 진행시켰다.

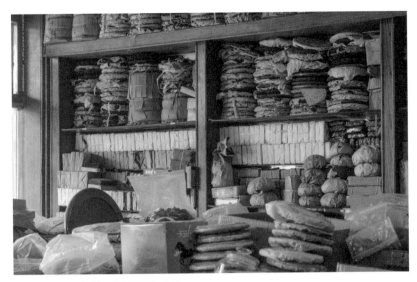
선반마다 가득 쌓여 있는 다양한 보이차 상품

　'보이차는 할아버지가 만들어 손자가 판매하는 차'라는 말이 생긴 것
도 이즈음으로 추정된다. 원래 운남에서는 그렇게까지 오래된 보이차를
마시지 않았기에 분명 대만인의 상술이 결합한 것으로 볼 수 있다. 하지
만 언제나 이런 상술은 대중에게 잘 먹히곤 한다. 대중은 상인들이 만든
환상과 동경에 현혹되어 보이차에 관심을 가졌고 가격이 비싸도 재테
크의 관점에서 서슴없이 구매했다. 대만 상인은 오래된 듯한 포장지로
차를 싸서 차의 연도를 속이면서 판매하기 시작했고 가격을 대폭 올렸
다. 그럴수록 보이차의 인기가 더욱 솟구치는 결과를 낳았다.

　그러다 보니 보이차를 오래된 것처럼 보이게 하기 위해 물을 뿌리며
빠르게 발효시켜 가품을 만드는 비양심적인 제조업자도 생겼다. 하지만

아직 기술이 정립되지 않아 물을 어느 정도 뿌려야 하는지 몰라 보이차를 썩히는 경우도 꽤 많았다. 이때부터 '가짜(유사) 보이차'가 본격적으로 문제가 되기 시작했다.

이런 보이차 광풍이 중국 본토에서도 재현되었다. 물론 1990년대 후반이면 한창 인공 발효에 의한 보이 숙차가 생산되고 있는 상황이었지만, 그래 봐야 숙차 생산 기간이 20여 년 정도밖에 되지 않았으며, 만들어진 즉시 해외로 수출하기에 바빴다. 그런데 홍콩 반환과 함께 쏟아져 나온 보이차들은 수십 년 된 것들이 적지 않았다. 게다가 '오래 저장할수록 가격이 비싸진다'는 풍문이 중국인에게 알려지면서 '부자의 꿈'이 움트기 시작했다. 그즈음 보이차를 향한 대중의 관심과 투자 열기에 기름을 붓는 일이 벌어졌다.

언론으로 흥하고, 언론으로 망하고

광동성에서는 매년 보이차 경매대회가 열린다. 2004년 2월 중국의 유명 작가 루쉰(魯迅, 1881~1936)이 평생 소유했다는 보이차 3g이 무려 스무 차례의 경쟁 끝에 우리나라 돈 240만 원에 팔려나가는 일이 벌어졌다. 이는 엄청난 화제를 불러일으켰는데 3g이라면 밥숟가락에 담을 수 있는 매우 적은 양이기 때문이다. 그것도 가득 뜨는 수준도 아니라 그냥 일반적으로 살짝 밥숟가락에 얹는 정도의 양이 240만 원이라니,

건강을 마시는 습관, 보이차

금보다 몇 배는 더 비싼 것이다.

중국인의 보이차에 대한 욕망이 불타오르면서 보이차에 대한 관심 역시 급격하게 늘어났고 출판 시장도 덩달아 호황을 맞았다. 한국에서도 보이차 전문가들 사이에서 유명한 운남대학교 농대 주홍걸 교수의 《운남 보이차》라는 책이 출간되었는데 사실 이 책은 발효 과정을 논하는 매우 어려운 내용이라 일반인이 사서 읽기에는 한계가 있었다. 그런데도 수십만 부가 팔려 보이차에 대한 대중의 관심이 어느 정도인지 알 수 있게 했다.

이후 대형 차창들이 행사를 열고 중국 언론이 이를 보도하면서 보이차 열풍에 불쏘시개를 더했다. 2005년에는 과거 차마고도를 오가면서 장사하는 사람들인 마방(馬幫) 행렬을 그대로 재현한 초대형 이벤트가 열렸다. 약 120마리의 말에 5톤 정도의 숙차를 싣고 운남성에서 북경까지 5개의 성, 80개의 도시를 거치면서 4,000km를 5개월 동안 이동했는데 중국의 대표 방송사인 CCTV는 매일 마방의 위치를 생중계했고, 이를 많은 중국인이 큰 관심을 가지고 지켜보았다.

특히 차를 사기 위해 긴 줄을 선 사람들이 화제가 됐다. 또한 유명 배우가 기증한 보이차 7편이 무려 3억 원이 넘는 가격에 팔려 사람들은 경악을 금치 못했다.

이때부터 보이차의 가격은 끝없이 상승했다. 일부 전문가들이 무분별한 보이차 거래 행렬 속에서 홍콩과 대만의 숙차를 가져다가 재포장해서 파는 비양심적인 사례가 빈번한 것에 대해 비판을 제기하기도 했지만, 이미 유행에 휩쓸려버린 일반인에게는 그다지 영향을 미치지 않았다. 심지어 여기에 중국 연예인, 유명인사까지 합세해 '주식에 투자하느니 보이차에 투자하겠다'라고까지 말하자 대중은 보이차로 일확천금의 꿈을 꾸기 시작했다.

지나치게 과열된 시장의 열기는 보이차 생산 과정을 더욱 왜곡시켰다. 보이차를 전혀 모르는 일반인이 보이차 가공공장을 세우는가 하면, 복제한 대형 차창의 포장지로 싸서 판매하거나, 심지어 인체에 유해한 화학약품을 써서 오래된 보이차처럼 보이게 만들어 판매하는 사람들도 있었다.

보이차의 원산지 운남성이 이런 광풍에서 빗겨 있을 수는 없었다. 일대의 거의 모든 소매점이 기존에 하던 가게의 간판을 내리고 보이차를 판매했고 이로 인해 보이차 가격은 더욱 천정부지로 솟아올랐다. 공장에서 출하 시 한 상자에 한화 100만 원이었던 보이차가 대리점에서는 400만 원에 팔리기도 했다.

그러나 소비자의 심리는 참으로 묘하다고 할 수 있으며, 또 다른 측면에서는 철저히 현실적이기까지 하다. 가격이 막 오르기 시작할 때는 수요가 엄청나게 높지만, 가격이 한계점에 달하면 더 이상 수요가 이어지지 않고 딱 끊긴다. 이렇게 되면 다시 가격이 내려가면서 정상적으로 재조정된다. 이것이 수요와 공급의 법칙이 만들어내는 자본주의의 원리이지 않은가.

보이차 가격은 2007년부터 시장 원리에 의해서 결국 한계점을 맞았

건강을 마시는 습관, 보이차

다. 어느 순간 보이차가 팔리지 않았고, 보이차 가게들이 하나둘씩 문을 닫았다. 운남성 현지에서는 채엽을 해봐야 인건비도 나오지 않는 상황이라 아예 채엽 자체를 포기하는 일도 흔하게 벌어졌다.

이런 가격 폭락에는 중국에서 대거 적발된 가짜 보이차 사건도 영향을 미쳤다. 2007년 곤명 일대의 소규모 차창을 사들인 일당은 포장지를 속여서 판매하다 적발되었는데, 심지어는 찻잎이 아닌 그냥 나뭇잎을 넣어 차를 만드는 파렴치한 일도 저질렀다.

수렁에 빠진 보이차 시장

이와 같은 상황에 결정적인 폭탄이 떨어졌다. 바로 중국의 CCTV가 2007년 보이차의 가격 급락 현상을 다루는 프로그램을 마련한 것이다. 여기에서 패널들은 투기 세력의 매점매석 등이 가격 급등과 급락의 원인임을 지적하면서 비판을 이어나갔다. 결국 한 전문가는 "보이차를 가능한 빨리 처분하는 것이 좋지 않겠느냐"라는 의견까지 제시했다. 그때부터 보이차는 헤어나오기 쉽지 않은 수렁에 빠져버리고 말았다.

보이차 광풍은 2007년 가을에 완전히 꺼졌고, 그렇게 3년의 시간이 흐른 2010년경이 되어서야 보이차 시장은 서서히 재정비되기 시작했다.

중국 언론에 의하면 이후에도 2013년 고급 보이차 가격이 잠시 들썩

하며 폭등의 기미를 보였고 심지어 투기 자금이 유입되기도 했지만, 파장이 크지는 않았다고 한다. 어떤 시련에도 무너지지 않았던 불사조의 역사를 가진 보이차여서일까, 가짜 보이차 사건 이후 회생하기 힘들어 보였던 보이차 시장은 2015년 즈음 다시 완전히 살아났고, 그때부터 지금까지는 안정적이라는 것이 대체적인 평가이다.

　물론 앞으로도 보이차의 가격 급등 현상은 언제든지 다시 찾아올 수 있다. 하지만 과거처럼 '보이차를 오래 두면 돈이 된다'며 엄청난 영향력을 미치는 일은 쉽게 생기지 않을 듯하다. 오래된 보이차는 세월이 지남에 따라 희소성을 가져 그 가치가 완만한 상승곡선을 그릴 수는 있지만, 과거의 급등과 폭락 사태는 재발하지 않을 것으로 보이며 그만큼 소비자들도 성숙해졌기에 보이차 시장은 앞으로도 안정적으로 조절될 것으로 예상한다.

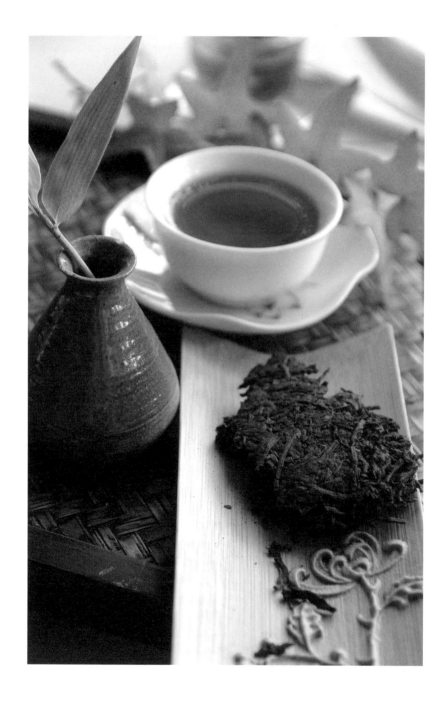

유사 보이차가 횡행할 수 있는 구조적 조건

보이차 애호가는 늘 '유사 보이차'를 경계한다. 다만 여기에서의 유사는 일반적인 의미와는 다르다. 보이차가 아닌 것을 보이차로 내세우는 것이 아니라 주로 생산일자를 속이는 경우가 대부분이다. 이는 보이차가 오래 발효된 것일수록 맛과 향이 깊고 그 결과 가격이 달라지기 때문이다. 특히 인공 발효로 보이 숙차를 만들면서부터 발효 과정에 따라서 정말 오래된 차로 보일 수 있기에 생산일자를 속일 가능성이 더 커지고 말았다. 맛과 향에서 분명 차이가 나지만, 일반인이 그 미묘한 변화를 알기 힘들기 때문이다. 따라서 적게는 5년, 심할 경우 20~30년 이상 생산일자를 속이기도 한다.

또 한 가지, 차나무의 수령도 속이기 쉽다. 앞에서 100년 이상 된 차나무를 고수라고 했는데, 사실 생산자가 아닌 이상 몇 년이 된 차나무에서 찻잎을 땄는지 알 수가 없다. 그래서 수령이 얼마 되지 않은 나무의 잎으로 만들었음에도 포장지에는 '고수차'라고 하는 경우가 생긴다.

또 일부는 운남성에서 채취되지 않은 찻잎, 시간이 지나서 판매가 어려운 녹차잎을 빠르게 인공 발효시켜 보이차로 속이기도 한다. 특히 보이차는 외형만 가지고 판단하기가 쉽지 않다. 녹차라면 그 푸른 빛깔만 봐도 좋은 제품인지 아닌지 알 수 있지만, 보이차는 검은색에 가까운 갈색이기에 일반인은 색깔과 향기만으로 구분하기가 힘들다. 바로 이런 점도 보이차를 속여서 팔 수 있는 여지를 준다.

건강을 마시는 습관, 보이차

뿐만 아니라 보이차 자체가 입문하기 매우 '어려운 차'라는 인식을 주는 점도 속이기 쉬운 환경을 제공한다. 채엽과 가공 과정, 보관 환경 등 각 단계에 따라 수십, 수백여 가지의 미세한 차이가 품질을 좌우한다. 그래서 일부 전문가는 "처음 보이차를 연구할 때는 할 말이 참 많았는데, 연구하면 할수록 보이차에 관해 모르는 게 많아져 오히려 할 말이 없어진다"라고 토로하기도 한다. 연구하기가 쉽지 않다는 점에서 속이고 판매하는 일이 자주 생길 수 있고, 결국 그래서 보이차야말로 믿을 만한 전문가와 시장 내에서의 신뢰가 중요하다고 할 수 있다.

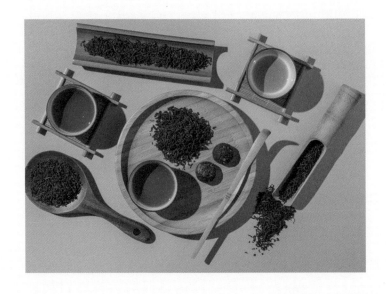

오래된 진년차는
어떻게 구분할까?

보이차에는 월진월향(越陳越香)이라는 말이 있다. '오래 묵힐수록 맛이 뛰어나다'는 뜻이다. 그래서 오래 묵힌 정도에 따라서 다양한 용어로 지칭된다.

우선 진년차(陳年茶)라는 말이 있다. 진년은 '여러 해 묵은'이라는 의미이다. 노차(老茶)라는 말도 쓰인다. 말 그대로 '늙은 차'를 의미한다. 중국에서는 30년, 대만에서는 50년이 넘은 차에 이 용어를 사용한다. 다만 최근 일부에서는 10년만 넘어도 노차라고 일컫기도 한다.

구매 가능성 면에서 가장 희귀한 차는 호급차

골동급 보이차(골동 보이차)
보이차가 큰 인기를 끌기 시작한 청나라 시대에 만들어진 보이차로

건강을 마시는 습관, 보이차

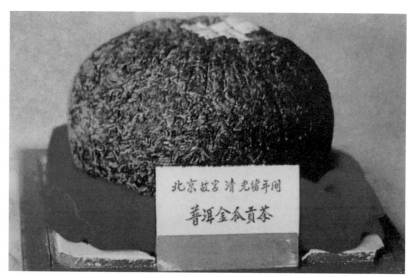

북경 고궁에서 발견된, 19세기 말에 생산된 금과공차

오래되고 희귀한 것을 의미하는 골동품이라는 단어에서 따와 골동급(骨董級)이라고 한다. 청나라가 역사 속으로 사라진 때가 1912년이기에, 지금으로부터 치면 110여 년이 넘어서는 차이다.

대표적인 것이 금과공차(金瓜貢茶)로 청나라 5대 황제 옹정제 7년인 1729년에 운남성 총독이었던 악이태(鄂爾泰)라는 인물이 만들어 황실에 보낸 것으로 알려졌다. 그때부터 200년간 제조되었다고 하니 1930년까지 만들어졌다고 보면 된다.

다만 현재로서는 골동급 보이차를 일반인이 구매하는 것은 불가능하다. 대부분 역사적 기록으로만 존재하거나 박물관에 전시되어 있기 때문이다.

호급차

청나라 말기인 1910년대부터 중국에서 본격적으로 공산당이 집권하기 전인 1949년까지 만들어진 보이차이다. 당시에는 차창 이름이 'ㅇㅇ호'였기 때문에 '호급차(號級茶)'라고 부른다.

대표적으로는 송빙호, 동경호, 동흥호, 차순호, 복원창호 등이 있다. 현실적으로 구매 가능성이 있는 가장 희소성이 높은 보이차이다. 호급차가 인기 있는 또 하나의 이유는 차창마다 조금씩 개성이 다른 맛 때문이다. 국유화되기 이전이었기에 하나의 통일된 제조법이 아닌, 조금씩 기술의 차이가 있어 가능한 일이다. 외형적인 특징은 모두 대나무 껍질로 포장되어 있다는 점이다. 또 7편을 한 통에 넣고 상호를 인쇄한 종이를 넣었다.

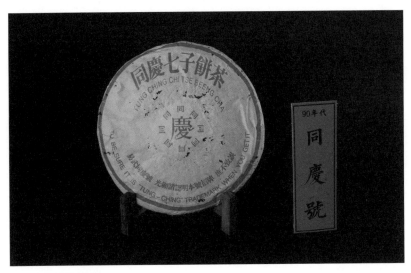

1990년대 생산된 동경호

건강을 마시는 습관, 보이차

인급차

1950년대부터 약 10년에서 20년간 만들어졌다. 인급차의 가장 큰 특징은 공산당에 의한 브랜드의 통합이다. 이전에는 개인 차창에서 만들어 저마다의 이름으로 보이차를 판매했다. 하지만 공산화 이후 본격적인 국유화가 이루어지면서 단일 브랜드인 '중차패(中茶牌)'의 시대가 열렸다. '패'는 우리말로 '상표'를 의미한다.

이때 생산된 보이차에는 '중국차엽공사운남성공사'라는 이름이 기재되었으며 가운데에 차(茶)라는 글자가 있고 그 주위를 8개의 중(中)자가 둘러쌌다. 또 찻잎을 비롯한 여러 기준에 따라 등급을 나누고 그에 따라 '차'라는 글자의 인쇄 색깔을 달리했기 때문에 빨간색은 홍인, 녹색은 녹인, 노란색은 황인 등으로 불렸다. 인급차(印級茶)라는 이름도 이 때문에 붙었다.

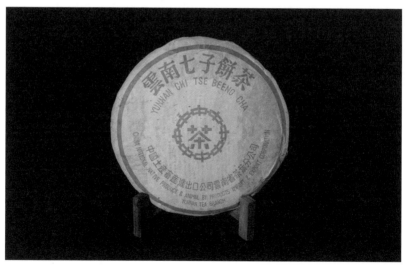

사진은 2003년 7542 녹인이다. 가운데 '차' 글자가 녹색이어서 녹인이라고 불렸다.

숫자급차

1970년대 후반부터는 본격적인 '숫자급 보이차'의 시대가 열렸다. 여기에서 말하는 숫자는 말 그대로 우리가 산수에 사용하는 숫자를 의미하는데, 이는 중앙 정부에서 차창마다 개별 숫자를 부여하고, 이를 인쇄했기 때문이다.

숫자를 붙인 이유는 그때부터 보이차의 수출이 활발해져 관리 시스템을 보다 정교하게 하기 위해서였다. 숫자 표기 방식을 알면, 언제 만들기 시작했고 어느 곳에서 어떻게 제조되었는지 파악할 수 있다.

산차에는 다섯 자리 숫자를, 긴압차에는 네 자리 숫자를 부여했는데 앞의 두 자리는 해당 차의 첫 상품이 생산된 해를, 세 번째 숫자는 제다

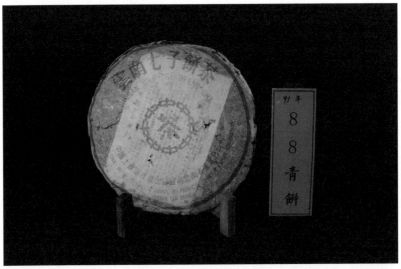

1991년 88청병. 88이라는 숫자 때문에 1988년도에 만들어진 것으로 오해하지만 88청병은 실제로는 1989년에서 1991년 사이에 만들어진 7542병배차의 별칭이다.

건강을 마시는 습관, 보이차

법을, 가장 끝자리는 차창의 고유 번호를 의미한다. 다음의 괄호 안에 있는 숫자는 대표 제품들이다.

- **곤명차창**: 1(7571, 75671, 75071, 78081, 78091, 78101)
- **맹해차창**: 2(7572, 7532, 7542, 8582, 8592, 79562, 79072)
- **하관차창**: 3(7663, 7653, 7633, 7643, 8653, 8663, 76563)
- **보이차창**: 4(77074, 77084, 77094, 77104)

보이차의 세계에 분명 '오래 묵힌 차'의 개념이 있는 것은 사실이지만, 현실적으로 개인이 보이차를 수십 년씩 묵힌다는 게 쉬운 일이 아니다. 그런 점에서 보이차가 오래되었는지 그렇지 않은지를 과도하게 따질 필요는 없다. 운남성농업과학원차엽연구소 왕윈강(汪雲剛) 박사는 월진 월향 개념에 대해 이런 의견을 밝혔다.

오래될수록 좋은 차라기보다는 오래 두고 마실 수 있는 차라는 개념에 무게 중심을 두는 것이 더 낫다.

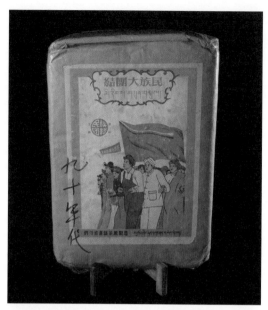

1990년대 만들어진 금화흑전차로 흑차에 해당하며, 잘 숙성된 노차에 피는 '금화'가 피었다 하여 이런 이름이 붙었다.

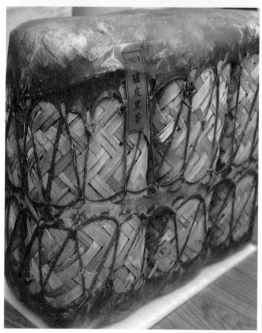

당나귀 가죽으로 포장한 여피포흑차(驢皮包黑茶)는 2000년 전부터 발견되는데, 당시 운송 수단인 당나귀나 낙타가 운반하기 편하도록 커다란 벽돌 형태로 만들었다. 당나귀 가죽으로 감싼 이유는 마모나 변질을 방지하기 위해서였다. 이 차들이 중국 변방 지역의 유목민들에게 전해진 것이다.

건강을 마시는 습관, 보이차

육대다류,
광대한 차 스펙트럼의 시작

중국에는 이런 말이 있다.

> 평생 매일 다른 차를 마셔도 죽을 때까지 모두 마셔볼 수 없고, 그
> 이름을 기억하는 것은 더 불가능하다.

약간의 과장이 있으면서도, 또 한편으로는 충분히 의미 있는 말이기
도 하다. 차는 가공 방법과 원산지, 생산년도, 발효 방법, 찻잎의 품질에
따라서 수많은 종류로 나뉘기 때문이다. 그러니 평생 차를 연구한 전문
가가 아닌 다음에야 차의 세계를 완전히 섭렵하는 것은 불가능하다. 다
만 이렇게 다양한 차에도 큰 범위의 분류법이 있으니, 이를 '육대다류(六
大茶類)'라 한다. 풀이하면 '여섯 가지 차의 종류'이다.

중국의 유명한 차 전문가 주홍걸 선생은 여섯 가지 차 종류를 여성에
비유하는 표현을 남기기도 했다.

여섯 가지 차의 특징

구분	백차	녹차	황차	청차	홍차	흑차
탕색	살짝 노랗고 희미한 푸른색	녹색	황색	푸른색	붉은색	흑갈색
맛/향	담백하고 감미로운 맛	깔끔한 맛에 꽃향, 밤향 등	감미로운 맛에 진한 밤향	달콤한 과일향, 부드러운 꽃향기	달콤새콤, 훈연향 등	맛과 향기가 매우 부드러움
효능	더위를 물리치고, 해독작용, 치통 조절 등	신진대사를 돕고 항노화, 항스트레스	소염, 해열, 정신 각성, 이뇨작용	소화불량과 감기 해결, 염증 제거, 지방 감소 등	항산화, 암과 심혈관 질환 예방	고혈압, 당뇨에 좋고 체지방 제거
대표 제품	백호은침차	우전, 세작, 옥로차	군산은침, 곽산항아	민북우롱, 동정우롱	공부홍차, 소종홍차, 홍쇄차	보이차, 육보차, 복전차

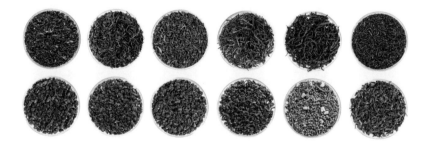

백차 - 다도의 맛이 들어 있는 얌전한 소녀

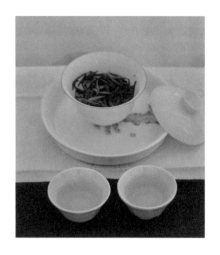

다른 나라에서는 거의 찾아보기 힘든 중국 고유의 차이다. 백차(白茶)는 산화 정도로만 봤을 때는 녹차보다 더 약한 상태이다. 녹차 역시 산화가 되지 않은 차이지만, 백차는 그 이전의 상태이다. 일반적으로 찻잎은 채엽 이후 손으로 비비고 뜨거운 열을 가하는 과정을 거치는데, 백차에는 이런 가공 과정마저 없다. 단지 햇볕에 말리고 아주 약한 열을 가할 뿐이다. 가장 가공 과정이 적기 때문에 순수한 천연의 맛이 두드러진다는 평가를 받는다.

백차의 특징은 찻잎에 흰털이 가득 피어 있다는 점이다. 비교적 어린 찻잎을 딴 후에 약간의 가공만 거치기 때문이다. 백차의 탕색은 살짝 노랗고 희미하게 푸른색을 띠며 맛은 감미롭고 담백하다는 특성을 가지고 있다. 더위를 물리치는 데 좋고 해독작용이 있으며, 특히 치통을 조절할 수 있다. 백차를 오래 묵힌 백호은침차(白毫銀針茶)는 해열작용과 항산화 효과가 뛰어난 것으로 알려져 있다. 그 효능이 좋아서 '1년이면 차가 되고, 3년이면 약이 되고, 7년이면 보물이 된다'라는 말이 있을 정도이다.

녹차 - 자연스럽고 매끈한 강남의 소녀

녹차(綠茶)는 가장 많이 알려진 차 종류이다. 현재 중국차 총생산량 중 60~70%를 차지한다. 녹차의 품질을 가장 빠르게 알아보는 방법은 '삼녹(三綠)'의 여부이다. '차를 우리기 전의 찻잎이 녹색이며, 우린 차의 탕색 역시 녹색이며, 우리고 난 후의 잎도 녹색이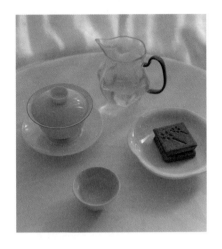다'라는 의미이다. 깔끔한 맛과 우아한 향기를 자랑하며 꽃향, 밤향, 어린잎의 향 등이 있다.

우리나라의 우전(雨前)과 세작(細雀), 일본의 옥로차(玉露茶)가 녹차에 속한다. 다만 한국 녹차와 일본 녹차는 맛과 향이 다소 다르다. 한국 녹차는 일일이 손으로 따서 깔끔한 맛과 구수한 향을 내지만 가격이 싼 편이 아니다. 하지만 일본 녹차는 모두 기계로 채엽해 만들어 품질이 다소 떨어지지만 가격이 싸다는 장점이 있다. 일본 편의점에서 쉽게 녹차 음료를 찾을 수 있는 것도 이런 이유 때문이다. 또 일본인은 녹차에서 구수한 맛보다는 감칠맛이 나는 것을 선호한다.

녹차는 보이차와 마찬가지로 다양한 폴리페놀 등이 함유되어 있어 신진대사를 돕고 갈증을 해소하며 항노화, 항스트레스의 작용을 한다.

건강을 마시는 습관, 보이차

황차 - 꽃봉오리를 자랑하며 출가를 기다리는 소녀

황차(黃茶)는 가공에서 민황(悶黃)이라는 과정이 추가된다. 민황은 찻잎을 종이나 천으로 싸서 습도와 온도를 약하게 해 일정 시간 저장하는 것이다. 이렇게 하면 찻잎이 황색으로 변해 황차라고 불리는데 녹차의 쓰고 떫은맛이 줄어들어 목 넘김이 좋게 변한다. 우리기 전의 찻잎, 탕색, 우리고 난 후의 찻잎이 모두 황색을 띤다.

특히 차 싹에 잔털이 생기기 이전에 채엽한 것으로 만들어 맛과 향이 매우 독특하다. 오늘날에는 하남성(허난성), 안휘성(안후이성) 등 극히 일

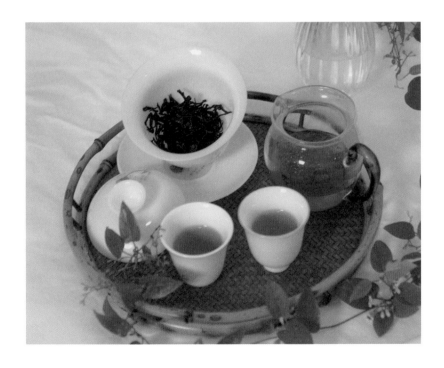

부 지역에서만 생산되어 희귀한 차로 알려져 있다. 진한 밤향을 내면서 감미롭고 깨끗하며 신선하다는 평가를 받는다.

대표적인 황차로는 군산은침(君山銀針), 곽산황아(霍山黃牙)가 있다. 소염, 해열, 정신적 각성, 이뇨작용 등을 한다. 또 마음을 안정시키며 생기를 돕는 역할도 한다.

청차 - 고결하고 도도한 커리어우먼

청차(靑茶)는 흔히 우롱차, 오룡차라고도 불린다. 청차 가공 과정에는 요청(搖靑)이 추가된다. 쉽게 말하면 '흔들기'인데, 찻잎을 바구니에 넣고 흔들어서 찻잎의 세포막을 파괴해 산화를 유도하는 과정을 거치는 것이다. 얼마나 강하게 혹은 약하게 흔드느냐에 따라서 10~65%의 산화율이 결정된다.

중국 차 중에 민북우롱(閩北烏龍), 동정우롱(凍頂烏龍) 등 '우롱'이라는 글자가 붙어 있으면 모두 청차이다. 달콤한 과일향이 두드러지고 부드러운 꽃향기가 일품이다. 이런 매력 때문에 소비가 점차 늘고 있다. 오래 묵은 청차는 감기, 소화불량을 잘 해결하고 염증 제거, 지방 분해, 항암, 노화 방지 등에 효과가 있다. 일본에서는 청차 추출물로 알레르기를 예방하는 건강기능식품을 만들기도 한다.

건강을 마시는 습관, 보이차

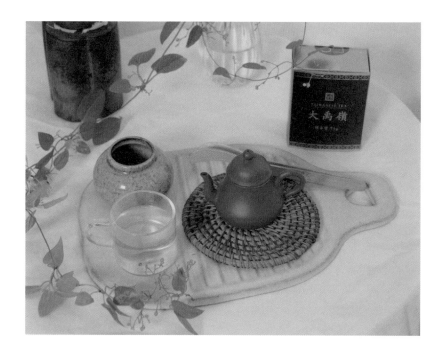

홍차 - 자유분방하고 어여쁜 새댁

영어권에서는 'Black Tea'라고 하지만 중국에서는 붉을 홍(紅)자를 쓰는 Red Tea이다. 홍차(紅茶)의 가장 큰 특징은 덖거나 찌는 살청 과정이 없다는 점이다. 살청을 하면 산화 효소의 작용이 멈추기에 홍차는 이 과정을 없애서 더 빠르게 산화되도록 만든다.

홍차는 특유의 향과 감칠맛, 담백함을 지니고 있다. 대표적인 중국 홍차의 종류는 다음의 세 가지이다.

- **공부홍차(工夫紅茶)**: 제작 과정이 대단히 섬세하고 정교하며 그 향이 꿀과 같이 달콤하고 과일같이 새콤하다.
- **소종홍차(小種紅茶)**: 소나무 훈연향이 특징이며 우유와 조화가 잘되어 밀크티로 만들어 마신다.
- **홍쇄차(紅碎茶)**: 홍차를 잘게 잘라서 티백의 원료로 사용한다.

서양에서 홍차는 19세기 영국인들에 의해 본격적으로 만들어져 전파됐다. 처음에는 영국으로 건너간 중국인 기술자들이 주도했지만, 점차 기계화되면서 영국 홍차만의 독자적인 세계가 열렸다. 강한 항산화 작용이 있으며, 암과 심혈관 질환 예방에 효과가 있다. 때로 민간에서는 소

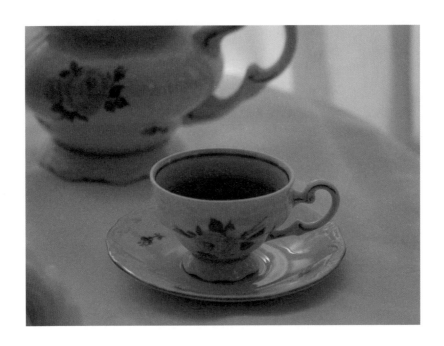

건강을 마시는 습관, 보이차

화제와 천식 완화제로 사용했다.

흑차 - 성숙하고 차분한 여중호걸

가장 대표적인 흑차(黑茶)가 바로 보이차이다. 색깔이 윤기 있는 흑갈
색에 가깝다고 해서 붙은 이름이며, 다른 육대다류와 결정적으로 다른
점은 미생물에 의한 발효가 진행된 차라는 점이다. 향기와 맛이 부드러
운 특징이 있고 오래될수록 깊은 맛을 낸다.

보이차 이외에도 중국 광서성(광시성)에서 만들어지는 육보차(六堡

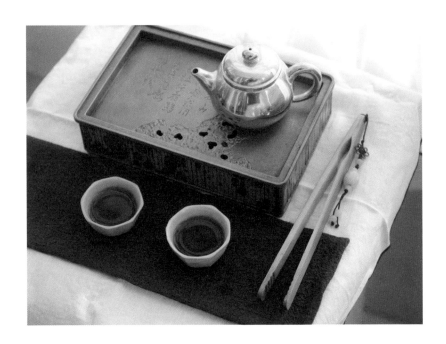

茶), 호남성(후난성)에서 만들어지는 복전차(茯磚茶), 안휘성에서 만들어지는 육안차(六安茶)도 모두 흑차에 속한다. 이 흑차들도 보이차와 마찬가지로 폴리페놀이 풍부하고 고혈압, 당뇨에 좋은 작용을 하고 체지방 제거에 도움이 된다.

종합해보면, 차나무에서 딴 찻잎은 여러 과정을 거치면서 육대다류로 나뉜다. 같은 찻잎인데도 인간의 손을 거친 가공방식의 차이에 따라 이토록 다양한 맛과 향, 효능을 지닌 다채로운 차의 스펙트럼이 펼쳐진다니 신기하기만 하다.

건강을 마시는 습관, 보이차

코로 느끼는 보이차,
향기의 세계

보이차의 세계에서 빼놓을 수 없는 것이 '향기의 세계'이다. 차는 발효 과정을 거치고 세월이 흐르면서 어떤 향(에너지)은 강해지고 또 어떤 향(에너지)은 약해진다. 여기에 차를 즐기는 사람들의 다양한 해석이 가미되면서 향기의 세계가 더욱 풍성해졌다.

크게 네 가지로 나뉘는 향기

크게 네 가지로 나누지만 전문가에 따라서는 180여 가지의 향이 있다고도 한다. '정말 그 정도로 많은 향이 날까?'라는 의구심이 들기도 하지만, 전혀 터무니없는 말이라고 보기도 힘들다. 한국인이 어릴 때부터 맡아온 김치 냄새를 예로 들어보자. 누구라도 그 냄새를 맡아보면 지금 막 만들어진 겉절이인지, 아니면 조금 시간이 흘렀는지, 신김치인지 알 수 있다. 신 냄새도 많이 나거나 적게 나는 정도에 따라서 오래된 김치인지 아닌지 알 수 있다. 이렇게 보면 향 전문가가 아닌 일반인도 최소한 5개 이상의 김치 냄새를 구분할 수 있다.

막 딴 찻잎에만 해도 무려 80여 가지의 향 성분이 있는 것으로 알려졌는데 보이차의 경우 이 향은 미생물에 의해 시간이 흐를수록 깊게 발효되기 때문에 처음에는 특정한 향이 강하다가 나중에는 조금씩 사라지고, 또 다른 향이 우러나오기도 한다.

처음 보이차가 만들어지면 '매미(霉味)'라고 해서 곰팡이 향이 난다고한다. 이를 '악퇴향', 혹은 '숙향', '숙미'라고도 부른다. 이후 찹쌀향, 솔잎향, 매실향, 연꽃향, 대추향, 갈근향으로 변해가고 30년 이상이 되면인삼향이 나기도 한다. 사실 향은 주관적인 경험이 가미되기에 화학적으로 똑같은 향이라도 사람에 따라 다르게 느낄 수 있다. 우선 보이차의일반적인 향 네 가지를 알아보자.

오래 묵은 향기, 진향

'진(陳)'은 베풀다, 차리다의 뜻도 있지만 '묵어서 오래되다'라는 의미도 있다. 그래서 진향(陳香)은 '오래 묵은 향기'라고 할 수 있다. 좀 더 구체적으로는 '좋은 흙냄새'를 연상하면 된다. 오래된 보이차에서 나는 이특유의 향은 숲 한가운데에 있는 듯한 느낌을 주기에 아파트나 사무실등 자연이 아닌 곳에서 많은 시간을 보내는 현대인도 보이차의 진향을통해 매일 자연을 느낄 수 있다. 원래 흙냄새는 인체에 좋은 영향을 미친다. 비가 내린 직후에 맡는 공기 중의 흙냄새는 토양에 있는 박테리아가 만들어내는 화학물질 때문에 생긴다. 이 냄새를 피실험자에게 노출시켰더니 단 5분 만에 행복 호르몬 세로토닌이 증가했다는 연구 결과도 있다. 물론 보이차의 진향에도 그런 효과가 있는지에 대한 실험은 없지만, 자연을 느낄 수 있다는 것만으로도 마음이 편해지고 스트레스 해소에 도움이 된다. 오래된 보이차일수록 진향이 더욱 강하다.

다소 생소한 향기, 장향

'장(樟)'은 녹나무로, 장향(樟香)은 곧 녹나무 냄새를 뜻한다. 다만 한국인은 녹나무 냄새를 잘 구분하지 못한다. 녹나무가 추위에 약해 우리나라의 내륙지방에서는 잘 자라지 않기 때문이다. 제주도나 남해안 일부에서만 자라서 단번에 녹나무 향을 구분하는 사람은 그리 많지 않다. 커피에 뿌려 먹는 시나몬, 계피가 모두 녹나무과에 속한다. 녹나무를 아는 사람은 계피 냄새나 물파스 냄새가 난다고도 한다.

보이차에서 나는 장향은 그렇게 강하지 않고 은은한 정도이다. 보이차에서 장향이 나는 이유는 여러 해석이 있지만, 대체로 운남성의 차나무가 녹나무 군락지에서 자라기 때문이라고 한다. 녹나무 향기가 차나무에 흡착되었다고 말하거나 녹나무의 뿌리와 차나무의 뿌리가 땅에서 얽혀 자라기 때문에 녹나무 성분이 보이차에 들어갔다고 하는 추측도 있다.

머리가 맑아지는 연향

연꽃에서 나는 향기를 말한다. '상쾌하고 깨끗한 자연의 향기'로 마음을 안정시켜주고 머리를 맑게 해준다. 하지만 보이차에서 처음부터 연향(蓮香)이 나는 것은 아니다. 찻잎을 막 땄을 때의 싱싱한 잎에서는 청엽향이 나는데 이는 '푸른 잎이 내는 향'을 떠올리면 된다. 그런데 차로 만들어지면서 청엽향이 서서히 사라지고 은은한 연향으로 변한다.

난향과 갈근향

난초에서 나는 향기와 갈근에서 나는 향이다. 일부에서는 차나무 인근의 난초, 갈근에서 나는 향기가 차나무에 흡착되었을 가능성이 많다고 하지만 일반적으로 여러 등급의 찻잎을 섞어서 보이차를 만드는 병배의 과정에서 향과 향이 섞이면서 난향(蘭香), 갈근향(葛根香)으로 변한다는 이야기가 많다.

건강을 마시는 습관, 보이차

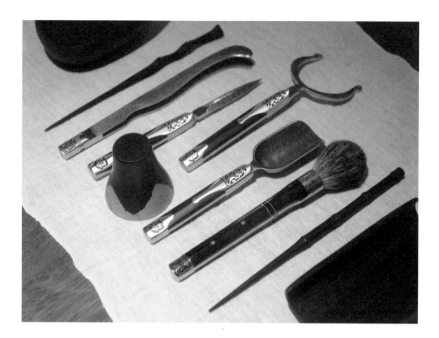

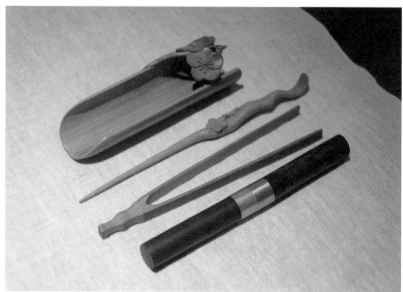

다양한 차 관련 도구

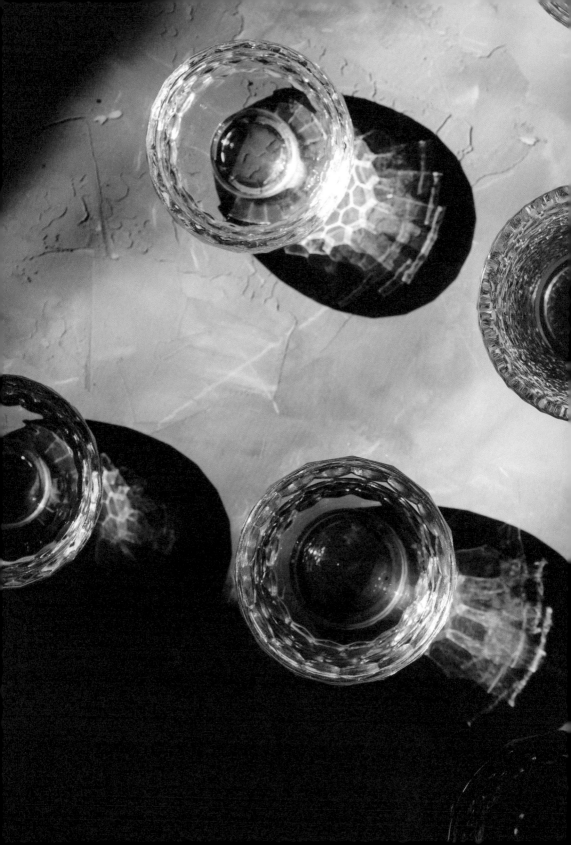

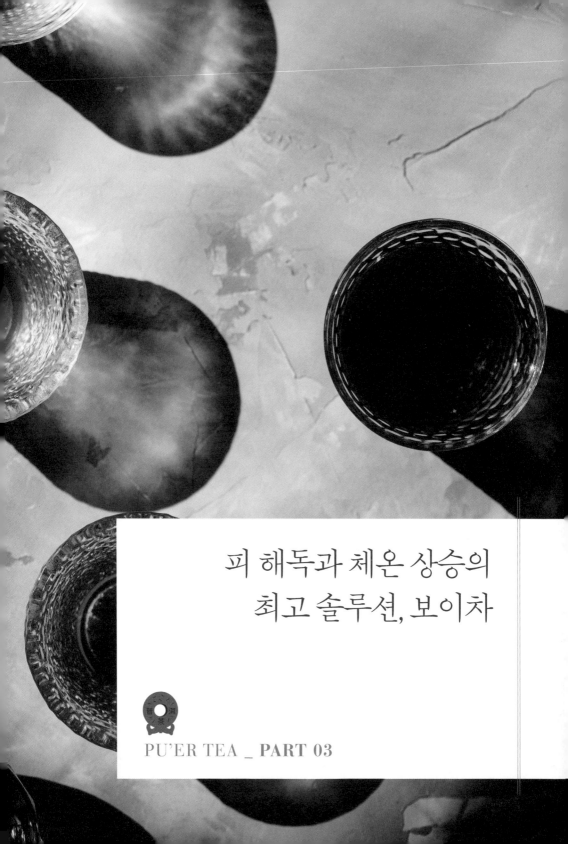

피 해독과 체온 상승의
최고 솔루션, 보이차

PU'ER TEA _ PART 03

차는 오랜 세월 사람들의 건강을 챙겨왔지만, 그 성질이 다소 차갑다는 점에서 아쉬움이 남는다. 차의 이런 차가운 성질을 한의학에서는 '미한(微寒)'이라고 표현한다. 그런데 이 문제를 해결한 것이 보이차다. 높은 습도와 온도로 발효되면서 차가운 성질이 따뜻한 성질로 바뀌어 인체에 더할 나위 없이 최적화된 차로 변한 것이다. 보이차의 따뜻한 성질은 몸의 면역작용을 강화시키고 피를 맑게 해준다.

옛 문헌에 기록된
차의 효능

고대부터 차는 많은 사람의 건강에 큰 도움이 되어왔으며, 이런 사실이 다양한 문헌에 기록되어 있다. 구전으로 전해져오는 이야기들은 더 많다. 과거에는 지금과 같은 과학적인 분석 방법이 없었지만, 그럼에도 수많은 사람이 경험적으로 알았기에 오히려 더 확실하고 믿을 만하다.

이 이야기는 중국의 고대 신화시대부터 시작되는데 시간이 지나면서 보이차에 대한 보다 구체적인 관찰과 건강 효능이 여러 문헌에 언급되었다. 과연 옛사람은 차와 보이차를 어떻게 생각하고 활용해왔을까?

독을 제거하고 스트레스를 해소하는 효능

구체적인 역사가 기술되기 전인 신화시대의 신농씨(神農氏) 이야기에 처음으로 차가 나온다. 신농씨는 늘 물을 끓여서 마셨는데, 어느 날 바람에 날린 나뭇잎이 주전자에 빠졌다. 그는 굳이 잎을 빼내지 않고 계속해서 끓였는데, 신기하게도 물에서 향기가 나고 마셔보니 쓴맛에 이어 단맛이 났다. 또 마시고 난 뒤 이상하게 기력이 북돋워졌다고 한다. 그때부터 신농씨는 차를 즐겨 마셨다. 그가 지었다는 최초의 한의학 저서인 《신농본초(神農本草)》에는 이렇게 기록되어 있다.

　차를 오래 마시면 기력이 북돋워지고, 마음이 즐겁다.

　마음까지 즐겁게 한다니, 오래전부터 사람들은 차의 스트레스 해소 효능을 느꼈던 것이다. 또한 《신농본초》에는 차가 가진 특별한 해독 기능도 언급되어 있다. 당시 신농씨는 사람들에게 약초의 효능을 알려주기 위해 직접 수백 가지 약초를 맛보며 효능을 실험했다. 그러다가 가끔 독초를 먹어 고생했는데 그때마다 어김없이 차를 마셔 그 고통에서 벗어났다고 한다. 이는 곧 차에 강한 해독력이 있음을 방증한다.

　전설적인 명의였던 화타(華陀, 145?~208?)는 자신이 지은 《식론(食論)》에 이렇게 기록했다.

　차를 마시면 두뇌 활동에 큰 도움이 된다.

　이는 카페인에 의한 각성 효과를 의미할 수도 있지만, 차의 여러 영양 성분이 뇌 기능 활성에 도움이 된다는 사실을 체험으로 느꼈다고 볼 수 있다.

당나라 때인 657년 출간된 《신수본초(新修本草)》는 세계 최초로 나라에서 만들어 배포한 약에 관한 서적이다. 여기에도 차의 효능에 대한 기록이 있다.

차는 맛이 쓰고 달며 성질은 미약하게 차고 무독이다. 피부 부스럼을 치료하고 소변이 잘 나오게 하며, 담을 삭이고 갈증을 해소하며 잠이 잘 오지 않게 한다.

마지막 부분의 '잠이 잘 오지 않게 한다' 역시 카페인의 각성 효과 때문으로 풀이할 수 있다.

오늘날 여러 가지 과학적 연구가 이루어지면서 보이차가 뇌 기능에도 적지 않은 영향을 미치는 것이 확인됐다. 앞의 두 책에서 두뇌 활동을 언급했다는 것은 옛사람의 놀라운 의술을 짐작하게 한다.

청나라 이후 의학적 접근 돋보여

춘추전국시대 제갈량(諸葛亮, 181~234)이 남만지역(운남성 일대)을 정벌하기 위해 운남성에 갔다. 그런데 많은 병사가 풍토병에 시달려 몸도 가누지 못하자 제갈량이 병사들에게 차를 마시게 해 두통과 눈병이 나왔다는 이야기가 전해져 내려온다. 이후 운남성의 소수민족은 제갈량을 차의 시조신(始祖神)으로 모셨다. 운남성은 중국 본토와 기후가 확연히 다르다. 물 설고 음식도 안 맞는데 기후까지 급격히 변화하니 병사들의 면역력은 당연히 저하되었고 이때 각종 차는 면역력을 올려주는 훌륭한 역할을 했다.

명나라 이시진(李時珍, 1518~1593)이 지어 1596년 출간한 《본초강목(本草綱目)》에는 보이차의 단맛과 쓴맛이 인체에 어떻게 작용하는지 적혀 있다.

단맛은 비장으로 들어가서 몸을 편안하게 하고 보해주는 작용을 한다. 쓴맛은 심장으로 들어가 열을 제거하고 나쁜 것을 없애는 작용을 한다.

즉 보이차는 체내에서 '몸을 보하고 편안하게 하는 작용'과 동시에 '열과 노폐물을 제거하는 작용'을 함께한다는 것을 의미한다.

청나라 시대 조학민(趙學敏)이 지어 1765년에 간행한 《본초강목습유(本草綱目拾遺)》에는 이렇게 기록되어 있다.

보이차는 담을 없애 그 기운을 아래로 몰아내며, 장을 원활하게 하여 그 움직임에 걸림이 없게 한다. 보이차는 까만 옻 빛깔 같은데, 술을 깨는 데는 이만한 것이 없다. 보이차 기름(차유, 茶油) 가운데

풀빛을 띠는 것은 더욱 좋은 것으로 음식을 소화시키고, 담을 풀어
주며, 위장의 운동을 촉진하여 그 즙이 잘 생기게 하는바, 그 효능
이 참으로 크다.

보이차는 갖가지 병을 다스리니, 복부팽만으로 인한 통증의 경우,
생강과 함께 끓여 복용하면 그 증상이 풀어지는바, 땀이 나면 치유
된 것이다.

보이차는 맛이 쓰고 성질이 강하며, 느끼한 기름기와 소·양고기의
독을 없앤다.

여기에서 '느끼한 기름기를 없앤다'는 내용은 오늘날의 지방 제거, 혹
은 콜레스테롤 제거 효과를 의미한다.
　또 보이차는 소화작용과 관련해서도 자주 언급된다. 《사모청채방(思
茅廳采訪)》과 《물리소식(物理小識)》, 《백초경(百草經)》에는 각각 다음과
같이 기록되어 있다.

보이차는 소화를 도우며 한랭한 기운을 몰아내고, 해독작용을 한다.
보이차는 찻잎을 쪄서 덩어리로 만드는데, 모든 음식을 잘 소화시
킨다.

풍이 생기거나 음식이 잘 다스려지지 않거나 화기가 일 때… 보이
차 2잔을 끓여서 복용하면 얼마 지나지 않아 그 기운이 모두 밖으
로 나온다.

소화는 인간의 생명 유지 활동 중에서 가장 중요하다. 소화작용이 잘
이루어져 인체 곳곳에 영양분이 전달되고, 흡수되고, 노폐물 배출이 원
활해야 건강하게 살 수 있기 때문이다.

청나라 때인 1782년에 간행된 오대훈(吳大勳)의 《전남견문록(滇南見
聞錄)》에도 보이차에 관한 기록이 있다. '전남'은 운남성의 남쪽 지역을
의미한다.

이 차는 능히 소화를 시키고 기를 다스릴 수 있다. 막히고 고인 것
을 없애주고 풍한을 낫게 하므로 가장 유익한 물건이다. 달여 마시
면 아주 진한데, 다른 차에 비해 그 기능이 월등하다.

역시 청나라 시대의 왕사웅(王士雄, 1808~1868)이 1861년에 펴낸 음
식에 관한 의학서인 《수식거음식보(隨息居飲食譜)》에도 보이차가 각종
질병 치료에 탁월하다는 사실이 적혀 있다.

차의 약간 쓰고 단맛은 냉하게 하는 기운이 있어 정신을 맑게 하고
잠을 깨게 한다. 또한 짜증을 없애주고 가슴을 시원하게 하며 열을

건강을 마시는 습관, 보이차

제거하고 가래를 없애주며 폐와 위를 안정시킨다. 눈을 맑게 하고 갈증을 제거한다. 장염으로 인한 복통이나 이질도 차를 마시면 빨리 치료된다.

청나라 시기의 기록을 보면 '풍한을 낮게 한다', '열을 제거한다', '복통이나 이질을 치료한다' 등의 의학적 표현이 등장한다. 이 시기부터 보이차를 일종의 의학적 약재로 다양하게 활용한 것이다. 청나라 이후 문헌에서도 보이차를 환이나 가루로 만들어 곽란(심하게 토하고 설사하는 급성 위장염)이나 이질 등을 치료하는 데 사용했던 기록이 여럿 등장한다.

보이차와 미생물,
그 놀라운 공생관계

과학과 의학이 점차 발전하면서 보이차의 유익한 성분들이 어떻게 생기는지, 그 성분들이 우리 몸에서 어떻게 작용하는지가 자세하게 밝혀지기 시작했다. 그 첫 출발점은 '미생물(微生物, microorganism)'이다.

미생물은 보이차 발효의 알파이자 오메가라고 해도 결코 과언이 아니다. 미생물의 발효에 따라서 향, 맛, 색이 좋아지고 우리 몸에서 유익한 작용을 하는 물질들도 증폭되기 때문이다. 건강 개선, 면역력 강화뿐 아니라 심지어 암과도 맞서 싸울 수 있는 힘이 미생물 발효에서 나온다고 볼 수 있다.

발효 과정에서 개입하는 미생물은 '보이차가 보이차이게끔 하는 결정적인 요소'이다. 유익한 미생물에는 어떤 종류가 있는지, 보이차가 미생물로 발효되어 인체에 어떤 이로운 작용들을 만들어내는지 알아보자.

건강을 마시는 습관, 보이차

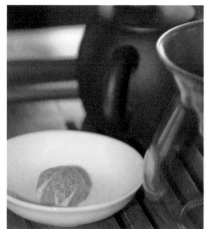
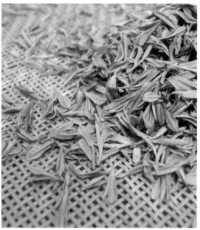

인체에 도움이 되는 미생물

미생물은 지구에 있는 생명체 중 가장 작은 존재(0.1mm 이하)들을 통칭해서 부르는 말이다. 그 크기가 얼마나 작은가 하면, 바닷물 $1cm^3$에 100만 마리가 존재할 정도이다. 바다뿐 아니라 토양에도 있으며, 동물과 식물에도 미생물이 존재한다. 당연히 사람의 몸에도 미생물이 사는데, 무게로 따지면 약 1.3~2.3kg 정도이다. 그러니 지구 전체에 어느 정도의 미생물이 있을지는 상상하기조차 쉽지 않다.

미생물은 다양한 역할을 한다. 유익한 미생물은 우리가 먹는 김치나 된장, 술, 치즈 등의 발효에 관여해 맛과 향, 영양을 더하고, 오염물질을 분해해 정화시킨다. 하지만 유해한 미생물은 강한 독성을 발생시켜 각종 질병을 일으키고, 음식이 썩게 만들기도 하며, 때로는 전쟁에서 생화학 무기로도 사용된다.

보이차의 발효 과정에 관여하는 미생물은 다음의 세 가지 균이다. 이들 균의 각각의 특징을 알아두자.

한자	한글	영어
황국균(黃麴菌) 또는 국균	누룩곰팡이	아스퍼질러스 (Aspergillus)
흑국균(黑麴菌)	검은 곰팡이 또는 검은 누룩곰팡이	아스퍼질러스 니제르 (Aspergillus Niger)
고초균(枯草菌)	/	바실러스 (Bacillus)

황국균

된장, 고추장, 간장, 막걸리를 만들 때 관여하는 균이다. 나쁜 균으로부터 우리 몸을 지키며 체내의 각종 독성과 콜레스테롤을 제거하고 단백질과 지방이 분해되도록 돕는다. 피부 장벽을 강하게 만들어 건강한 피부를 유지하도록 하며, 항산화 효과도 발휘한다. 인체의 면역력 강화에 여러모로 도움을 준다.

흑국균

술, 된장, 간장의 발효에 관여하며 단백질 소화제를 생성한다. 체내의 불순물을 흡착해 체외로 배출시킨다. 항바이러스, 항종양 기능까지 있다.

고초균

토양이나 발효식품 등 다양한 환경에서 발견되는 균으로 생물학 실험에서 가장 많이 쓰인다. 고초균은 장을 튼튼하게 만들며 변비와 설사를 막는다. 고초균 발효에 의해 생성되는 나토키나아제(Nattokinase)는 혈전을 용해해 뇌졸중이나 심근경색 등 각종 심혈관 질환의 위험을 낮춘다. 또 염증을 완화하고 피부 면역력도 강화시킨다. 시장에 출시되는 다양한 장내 미생물 관련 건강기능식품의 70% 이상에 고초균이 함유되어 있다. 고초균은 인체에 도움이 되는 여러 효소를 생산한다.

발효 과정 통해 유익균 형성

이제까지 설명했던 세 가지의 균은 모두 발효 과정에서 급격하게 늘어난다. 보이차가 우리 몸에 이로운 이유가 여기에 있다. 발효되지 않고 산화된 홍차와 비교해보면 더 잘 알 수 있다.

지난 2009년 한국발효과학연구소와 보이차 전문업체가 시장에서 유통 중인 홍차와 보이차의 미생물 성분을 조사했다. 그 결과 보이차는 홍차에 비해 황국균은 100배, 고초균은 1,000배 정도가 많은 것으로 나왔다.

연구진은 이 연구 조사로 "오랜 세월에 걸쳐 미생물에 의해 이루어지는 보이차의 후발효성을 과학적으로 확인했다. 우리의 입맛과 건강을 지켜온 발효음식처럼, 보이차는 발효 과정에서 형성된 유익한 균을 우리 몸에 전달한다"고 말했다.

효모에 대해서도 알아야 한다. 효모도 균의 무리이지만 단세포라는 점에서 다소 차이가 있다. 중요한 점은 보이차의 발효 과정에서 효모도 상당히 많이 생기는데 이 역시 우리 몸에서 유익한 작용을 한다. 효모에는 단백질, 미네랄, 비타민B군뿐만 아니라 각종 소화효소가 풍부하게 들어 있어서 소화에 많은 도움을 준다. 뇌 기능도 향상시키며, 효모에 든 셀레늄은 종양세포의 증식을 억제하고, 베타글루칸은 면역기능을 높인다. 특히 효모는 보이차의 색깔과 맛에도 큰 영향을 미치는데 보이차의 독특한 갈색과 진하고 부드러운 맛은 대체로 효모의 작용으로 생긴다.

그런데 미생물의 다양한 건강상의 이점에도 불구하고 자칫 발효가 잘못되면 변질되어 곧바로 유해균이 된다. 습도가 지나치게 높거나 산소가 잘 공급되지 않거나 청결하지 못한 곳에 두어 나쁜 균이 증식하면 보이차의 품질에 결정적인 영향을 미친다. 따라서 보이차를 구매한 사람은 보관에 특별히 더 신경을 써야 한다.

독성물질 아플라톡신과 관련된 오해

2017년 보이차와 관련해 느닷없이 발암물질 논란이 일어났다. 중국의 과학 저술가 팡저우즈(方舟子)가 한 잡지에 '차를 마시면 암을 예방할까, 아니면 암을 유발할까?'라는 글을 발표했기 때문이다. 당시 그는 과거의 여러 연구 결과들을 근거로 보이차의 발효 과정에서 생기는 곰팡이 독소의 일종인 아플라톡신(Aflatoxin)이 암을 유발할 수 있다고 주장했다. 이런 충격적인 주장이 확산되자, 보이차 판매량이 무려 40%나 급감했다. 실제로 아플라톡신은 사람의 간과 신장에 매우 나쁜 영향을 미치고 심지어 사망에 이르게 할 수도 있는 위험한 독소이다.

하지만 곧바로 전문가들이 데이터를 기반으로 그의 주장을 반박하고 나섰다. 우선 운남농업대학교에서는 악퇴를 할 때 일부러 누룩곰팡이를 잔뜩 집어넣고 실험했다. 초기 발효 과정에서는 인위적으로 넣은 누룩곰팡이에 더해 자연스럽게 누룩곰팡이의 개체 수가 급격하게 늘어났지만, 이후 누룩곰팡이는 물론 이로 인해 발생하는 독소인 아플라톡신이 사라졌다. 이 현상은 발효 과정에서 함께 생기는 또 다른 미생물과 곰팡이, 여러 효모에 의해 아플라톡신이 억제되었기 때문으로 풀이된다. 즉 보이차에 존재하는 다양한 미생물의 항진과 길항작용을 통해 유해성분이 사라진다는 것이다.

또 운남대학교에서는 팡저우즈가 근거로 삼은 연구 자체의 문제도 지적

했다. 그가 제시한 실험에서는 정상적인 악퇴에 의해 만들어진 보이차가 아닌, 표본 자체가 오염된 보이차를 사용했다는 것이다. 결국 아플라톡신에 의한 발암 가능성은 없다는 점이 입증되었고, 오히려 보이차와 미생물들 사이의 오묘한 작용이 세상에 더 알려지는 결과를 낳았다. 이로 인해 팡저우즈는 거액의 소송에 휘말렸고, 운남성 차 생산업자들은 명예를 회복했다.

다만 여전히 가짜 제품과 올바르지 못한 발효 과정을 거친 보이차가 생산될 가능성은 존재하기에 바른 정보를 정확히 알 필요가 있다.

가장 먼저 높은 수준으로 빠르게 발전한 중국의 식음료 검사 기준과 품질 기준에 대해 알아야 한다. 한국인은 중국에서 제조된 공산품이나 식품에 대해 전반적으로 불신하는 경향이 있는데, 이제는 더 이상 과도하게 경계할 필요가 없을 정도로 중국의 기술력과 사회 의식이 많이 제고되었다. 게다가 중국에서 수출 전에 검사를 하며, 국내에서도 식약처에서 안정성 검사를 실시한다. 따라서 안정성은 대부분 확보되었다고 봐도 무방하다. 특히 보이차를 구매할 때 '한글표시사항'이 있으면 안심해도 된다. 한글표시사항이 있다는 것은 식약처의 안전성 검사를 통과했고, 정식으로 세관의 통관 허가를 받았다는 의미이기 때문이다.

보이차 성분에 대한
체계적인 이해

'왜 보이차가 우리 몸 건강에 도움이 될까?'라는 본질적인 질문에 대한 답을 명쾌하게 정리해보려고 한다. 그동안 국내의 많은 언론에서도 보이차에 들어 있는 인체에 유익한 여러 물질을 보도해왔으나 서로 범주가 다른 용어를 사용하기에 처음 보이차를 접하는 사람은 막연하게 알 수밖에 없었기 때문이다.

먼저 건강 면에서 보이차에 접근할 때 많이 듣는 용어는 피토케미컬(phytochemical, 파이토케미컬), 폴리페놀(polyphenol), 카테킨(catechin) 등이다. 여기에서 더 전문적으로 들어가면 플라보노이드(flavonoid), 모노페놀(monophenol)과 같은 용어도 등장한다. 전문가가 아닌 다음에야 굳이 일반인이 이런 용어를 다 알 필요가 있을까 생각할 수도 있지만 보이차에 관심을 가지고 다양한 지식과 정보를 접하다 보면 이 용어들을 피해갈 방법이 없다. 차근차근 살펴보면 그다지 어려운 내용은 아니니, 이번 기회에 정리해보자.

생존과 보호를 위한 물질, 피토케미컬

대다수 동물은 스스로를 보호하는 특정 기능을 가지고 있다. 고슴도치에게는 가시가 있고, 뱀에게는 독이 있고, 오징어에게는 먹물이 있다. 이런 것들이 없으면 빠르게 도망갈 다리가 있거나 날카로운 이빨, 더 나아가 몸 색깔을 변화시키는 기능을 가지기도 한다.

그런데 식물은 도망갈 수 없는데다 이빨이나 먹물도 없다. 독을 가진 식물이 있다고는 하지만 극히 일부에 지나지 않는다. 그렇다고 식물이 무기력하게 당하고만 있지는 않는다. 피토케미컬이라는 화학물질을 만들어내 적극적으로 방어한다. 피토케미컬은 여러 종류가 있는데 뜯어 먹히지 않으려고 쓴맛을 만들어내는 등 다양한 방법으로 각종 미생물·해충으로부터 스스로를 보호하고 심지어 태양의 자외선에 의한 세포

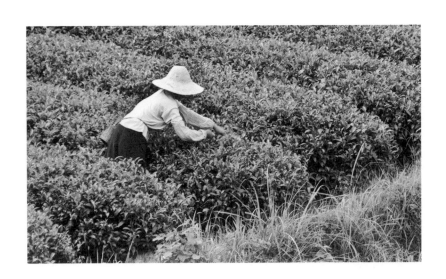

건강을 마시는 습관, 보이차

손상도 줄인다. 지금까지 밝혀진 피토케미컬의 종류는 8,000~1만 개 정도로 어떤 면에서 본다면 식물이 동물보다 더 다양한 방법으로 자신을 보호하는 것이다.

이런 피토케미컬이 인체에 들어오면 건강에 유익한 두 가지 작용을 한다. 첫 번째는 산화에 저항하는 '항산화' 작용이다. 산소는 우리 몸에 반드시 필요하지만 대사 과정에서 일부는 산화되면서 활성산소를 발생시킨다. 대다수 활성산소는 체외로 자연스럽게 배출되기에 문제가 되지 않는다. 하지만 활성산소가 과도하게 많아지면 제대로 처리하지 못해 체내에 남아 독소로 작용해 염증물질이 생겨난다. 이는 세포를 공격하거나 노화나 각종 질병의 원인으로 작용하고 결국 암까지 유발한다. 피토케미컬은 활성산소에 의한 인체의 피해를 막아주는 항산화 작용으로 세포 손상을 억제해 건강을 유지시켜준다.

두 번째로 피토케미컬은 저항력을 키운다. 피토케미컬은 애초에 독성 물질로 식물을 공격하는 작은 곤충이나 미생물을 죽일 수도 있다. 하지만 인간과 같이 덩치가 큰 생명체에게는 치명적인 위해는 가하지 못하고 세포를 손상시키는 등 작은 스트레스만 촉발시킬 뿐이다. 바로 이 자극을 이겨내며 인체는 질병에 강력한 저항력을 가지게 된다는 것이다.

백신의 작용을 떠올려보면 이해가 쉬울 것이다. 백신 역시 소량의 약독화한 바이러스를 투입해 인체의 면역력을 일깨우고 자극해 이후 침투하는 바이러스에 강력한 저항력을 가지게 한다. 피토케미컬은 체내에 들어와 백신과 같은 역할을 한다. 우리가 매일 피토케미컬이 함유된 채소와 과일을 먹고 차를 마시면 피토케미컬의 놀라운 작용을 함께 얻는 것이다.

강력한 항산화 작용, 폴리페놀

그렇다면 보이차에 다량 함유되어 있는 '폴리페놀'은 무엇일까? 피토케미컬은 분자의 구조와 생화학적 성질에 따라 다양하게 분류되는데, 그중 한 종류가 강력한 항산화 작용으로 유명한 폴리페놀이다. 다음 도표를 보면 이해가 쉬울 것이다. 피토케미컬 중에 페놀 계열로 분류되는 종류가 있고, 그것은 다시 모노페놀과 폴리페놀로 나뉜다.

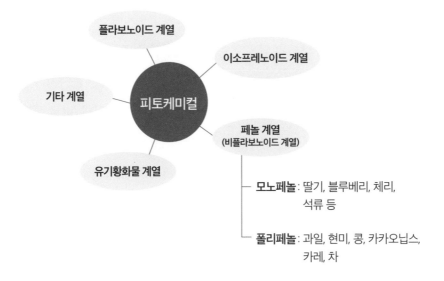

건강을 마시는 습관, 보이차

보이차 성분을 설명할 때 '피토케미컬이 풍부하다' 또는 '폴리페놀이 풍부하다'라고 하는데 전체적으로 봐서는 둘 다 거의 같은 말이다. 다만 '폴리페놀'이라고 칭하는 것이 더 정확하다. '인간은 동물이다', '인간은 영장류이다'라고 하는 것과 같다. 둘 다 맞고 오류가 없으나 동물의 종류는 너무나 많다. 그래서 조금 더 구체적으로 '영장류'라 하면 좋은 것이다.

폴리페놀의 종류 또한 다양한데 여기에서 카테킨, 테아닌이 등장한다. 다시 도표로 설명해보겠다.

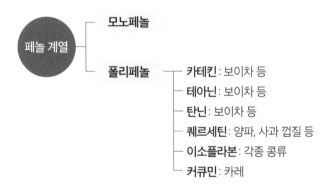

보이차에 함유된 폴리페놀의 종류 중 가장 대표적인 것이 카테킨(catechin), 테아닌(theanine), 탄닌(tannin)이다. 그런데 도표에는 없지만 갈산(gallic acid)도 알아야 한다. 갈산 역시 보이차의 효능을 말할 때 많이 언급되는 폴리페놀의 종류이다. 그런데 왜 도표에는 포함되지 않았을까? 갈산은 '2차적으로 생성되는 물질'이기 때문이다. 즉 갈산은 카테킨이나 테아닌처럼 원래 존재하는 게 아니라 발효 과정을 거치면서 생긴다.

구체적으로 카테킨, 테아닌, 탄닌, 갈산에 대해 알아보자. 일반적으로 이런 물질을 언급할 때 '보이차의 카테킨 성분은 ~에 유익하다', '보이차의 테아닌 성분은 ~에 좋다', '보이차의 탄닌 성분은 ~에 도움을 준다'라는 방식으로 설명한다. 하지만 이 설명을 들을 때 한 가지 주의해야 할 점이 있다. 여러 폴리페놀 성분의 개별적인 효능을 언급하는 것은 충분히 의미가 있지만, 그것이 실제로 인체에서 작용할 때는 완전히 분리되는 것이 아니고 탄닌은 때로 카테킨과 결합하고, 또 탄닌이 갈산이 되기도 한다. 엄밀하게 각각의 성분이 따로 역할을 한다고 볼 수 없다.

이런 점을 염두에 두면서 효능을 살펴보자.

카테킨

녹차와 보이차에서 쌉쌀한 맛을 내는 성분이다. 세포 손상을 방지하고 체지방을 감소시키며 지방 축적을 억제한다. 또한 암세포를 공격해 제 기능을 하지 못하도록 만든다. 바이러스를 물리치는 강한 힘을 가지고 있으며, 알츠하이머와 치매 예방에도 도움이 된다.

테아닌

'L-테아닌'이라고도 불린다. 면역세포의 활동을 증진시켜 신체의 방어력과 인지력을 향상시키고 수면의 질까지 개선한다. 정신적 안정감을 주고 불안도 줄인다. 일부 보이차를 설명하는 글에 '보이차에는 아미노산이 함유되어 있다'가 보이는데, 이때의 아미노산은 테아닌을 지칭한다.

탄닌

식물의 떫은맛을 내는 성분으로 땡감을 먹었을 때 혀에 느껴지는 맛을 생각하면 된다. 체내에서 다양한 노폐물과 결합해 체외로 배출시킨다. 기본적으로 각종 항산화 작용을 하며 세균을 억제하고 혈압을 낮추는 효과가 있다. 소염작용도 있어서 아토피피부염과 각종 피부염에 좋은 효과를 발휘한다.

갈산

지방이 체외로 배출되도록 돕는다. 혈중 콜레스테롤 농도를 낮추며 카페인으로 인한 과도한 흥분작용을 막는다. 갈산 역시 기본적으로 폴리페놀이어서 다양한 항산화 작용을 한다. 또 알레르기 질환에도 효과가 있다.

비타민과 미네랄도 함유되어 있어

이제까지 보이차에 함유된 폴리페놀 성분을 알아보았다. 그런데 보이차에는 이외에도 인체에 유익한 다양한 물질이 들어 있다. 가장 많은 것이 비타민과 미네랄이다.

비타민

비타민은 '영양의 생성을 돕는 물질'로 탄수화물, 단백질, 지방처럼 그 자체로 몸에서 에너지를 발생시키지는 않지만 인체의 물질대사 과정이 잘 진행되도록 해준다. 양은 매우 적지만 인체에 꼭 필요한 물질이다. 보이차에 함유된 비타민의 종류는 비타민A, 비타민C, 비타민E 등이다.

미네랄

토양과 물에 들어 있는 광물질로 인체의 골격과 구조를 유지하는 데 꼭 필요한 물질이다. 보이차에는 마그네슘, 칼륨, 칼슘 등의 미네랄이 풍부하게 함유되어 있어 뼈 건강과 빈혈, 신경 안정과 스트레스 해소에 도움을 준다.

카페인

보이차에는 흔히 커피에 많다고 알려진 카페인도 있다. 카페인은 폴리페놀이 아니지만 항산화 작용을 해 체내의 활성산소를 제거하는 등 여러 유익한 도움을 준다. 무엇보다 보이차의 카페인은 커피만큼 양이 많지 않아 과잉 섭취나 중독을 걱정할 필요가 없다.

정리하면 보이차에는 '폴리페놀, 비타민, 미네랄, 카페인'이 함유되어 있으며, 폴리페놀에는 카테킨, 테아닌, 탄닌, 2차 생성된 갈산이 있다.
이제까지 살펴본 영양성분을 도표로 정리하면 다음과 같다.

보이차의 유익한 성분			
폴리페놀	비타민	미네랄	카페인
카테킨 테아닌 탄닌 갈산	비타민A 비타민C 비타민E 등	마그네슘 칼륨 칼슘 등	커피만큼 많지는 않다.

연약한 식물이 만든 최강의 성분, 폴리페놀

폴리페놀은 한없이 연약한 식물이 만들어내는 성분으로, 그 힘이 미약해 보이지만 인류가 개발해낸 가장 무서운 물질 중의 하나인 방사선의 위협에서 인체를 지켜줄 정도의 강한 힘을 가지고 있다.

2차 세계대전에서 일본은 두 방의 핵폭탄을 맞고 결국 항복을 선언했다. 당시 히로시마에 떨어진 핵폭탄으로 인해 무려 10만 명이 사망했으며, 살아남은 사람들도 상당수가 백혈병 등에 걸려 생명을 잃을 정도로 건강이 악화됐다. 그런데 이들의 치료 과정에서 특이한 현상이 발견되었다. 차와 관련된 직업을 가진 사람이 그렇지 않은 사람보다 훨씬 오래 생존한 것이다.

'차와 관련된 직업'이란 차나무를 키우거나 찻잎을 유통하던 사람들로, 이들은 평소에 차를 자주 접하고 즐겨 마셨을 가능성이 높다. 또 차 애호가들도 마찬가지로 오래 살았다. 이는 차에 함유된 폴리페놀이 핵 방사선을 중화시킨 덕분인 것으로 밝혀졌다.

2009년에는 이탈리아에서 와인에 함유된 폴리페놀이 암 방사선 치료의 후유증을 줄이는 것으로 확인됐다. 이탈리아 가톨릭대학 연구팀은 유방암 절제 수술 후 방사선 요법을 받던 348명의 환자에게 다양한 수준의 양으로 와인을 섭취하도록 했다. 그 결과, 와인을 전혀 마시지 않은 환자의 38.4%에서 피부독성이 가장 높게 나왔다. 매일 반 잔을 마신 환자 그룹에서는 피부독성이 31.8%, 하루 한 잔을 마신 그룹은 13.6%로 나타났다. 와인 반 잔의 차이에 불과하지만 그 효과는 현저하게 다른 것이다. 연구진은 와인의 폴리페놀이 큰 영향을 미쳤다고 결론을 내렸다. 특히 이 연구 결과는 미국방사선종양학회(ASRO)가 발행하는 공식 저널에 실려 신뢰성이 높다.

다만 아무리 몸에 좋다고 해도, 와인은 결국 알코올이기 때문에 과하게 마셔서는 안 된다. 이 연구에서 하루에 와인 2잔을 마시면 피부독성 확률이 다시 35%로 확 올라갔다. 알코올이 부정적인 영향을 미친 것으로 볼 수 있다.

승강출입과
보이차의 건강 원리

단순히 '몸에 좋은 음식'을 먹고 운동을 열심히 한다고 건강하게 살 수 있을까? 한의학에서는 건강을 지키려면 생로병사의 의미를 이해하고 건강 원리에 맞게 생활습관을 개선해야 한다고 말한다. 그래야 가슴이 시원하고 배가 따뜻한 흉한복열(凶寒腹熱), 머리는 시원하고 발은 따뜻한 두한족열(頭寒足熱)이라는 건강 원리 안에서 인체의 에너지 순환이 정상적인 상태를 유지하며 무병장수할 수 있기 때문이다.

건강하려면 흉한복열, 두한족열

건강 원리는 천(天), 지(地), 인(人)에서 시작한다. 이 세계는 하늘과 땅, 그 사이에 인간으로 구성되며 이들은 서로 밀접하게 영향을 주고받는데 이때 에너지가 오르고 내리는 승강(乘降) 운동, 에너지가 들어오고 나가는 출입(出入) 운동이 핵심적으로 작용한다. 이를 합쳐 '승강출입' 운동이라고 부른다.

매일 하늘에는 해, 달, 별이 뜨고 진다. 하늘의 태양빛이 지구에 에너지를 주고, 비를 내려 수분을 공급한다. 바람도 끊임없이 불면서 지구 전체에 공기를 순환시킨다. 이 모든 것이 하늘이 하는 운동의 결과로 에너지의 승강 운동이다. 땅은 하늘의 변화에 조응한다. 강렬한 에너지를 품어 안거나 발산하며 비의 수분을 빨아들이고 바람의 움직임을 받아들여 생명을 일깨운다. 이는 에너지의 출입 운동으로 발생한다.

이런 운동이 생기는 이유는 '차가운 기운과 따뜻한 기운에 의한 순환' 때문이다. 따뜻한 기운은 올라가고 차가운 기운은 내려간다. 또한 따뜻한 기운은 나오고 차가운 기운은 들어간다. 그러면서 봄, 여름, 가을, 겨울의 사계절을 거치며 꽃과 나무가 움트고, 자라고, 시들고, 성장을 멈춘다. 땅의 기운이 상승하면 구름이 되고 하늘의 기운이 하강하면 비가 되어 순환이 이루어진다. 낮에는 따뜻한 기운이 지배하고 밤에는 차가운 기운이 지배한다.

이런 자연의 운동은 인체 내부에서도 그대로 재현된다. 최적의 건강 상태를 유지하려면 따뜻함과 차가움이 적절하게 균형을 이루고, 그 결과 따뜻하고 찬 기운이 잘 오르내리고, 잘 나오고 들어가야 한다.

인간의 몸은 크게 머리-몸통-손과 발로 구성되는데 머리는 시원해야 하고 손과 발은 따뜻해야 하며 몸통은 횡격막을 기준으로 상부인 가슴은 시원해야 하고 아래인 복부는 따뜻해야 한다. 이렇게 전체적으로 각 부위의 따뜻하고 찬 기운이 정상적으로 운행하면 우리 몸은 건강한 상태가 된다.

인체에서 흉격막 상부가 시원하고 아래가 따뜻해야 하는 것에는 다 이유가 있다. 일단 상부에는 뇌, 폐, 심장이 있는데 이들 장기는 끊임없이 일한다. 뇌는 우리가 잠을 잘 때도 활동하고 폐와 심장 역시 쉬지 않고 산소를 공급하며 혈액을 전신에 순환시킨다. 살아 있는 한 24시간 동안 단 1초도 쉴 수 없다.

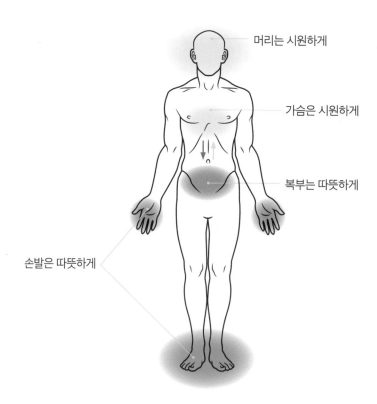

머리는 시원하게

가슴은 시원하게

복부는 따뜻하게

손발은 따뜻하게

건강을 마시는 습관, 보이차

이렇게 열심히 일하면 열이 많이 발생할 수밖에 없다. 이런 상태에서 더 열을 받으면 문제가 생긴다. 그래서 상부에 있는 뇌, 심장, 폐는 항상 시원해야 혈액순환에 문제가 생기지 않는다.

반면에 손과 발은 잠을 잘 때는 거의 활동하지 않고 휴식에 들어간다. 그래서 혈액순환이 원활하게 되려면 따뜻해야 한다. 이렇게 전신의 온도 차이로 기혈의 흐름이 잘 유지되어야 우리 몸이 건강하다.

보이차의 원활한 기혈순환과 체온 상승 효과

기혈 순환의 균형과 흐름이 깨지고 열기와 냉기가 역행하면 가장 치명적인 영향을 받는 곳이 단전이라고 하는 아랫배이다. 인체의 경혈 중 가장 기운이 많이 모이는 단전은 생명의 상태를 가장 잘 보여주는 곳으로 '에너지의 중심', '생명력의 밭'이라고 불린다. 단전, 즉 아랫배에는 해독을 하는 신장, 노폐물을 배출하는 비뇨기와 생식기, 부신, 전립선, 자궁과 난소 등 생명력과 관련된 기관들이 많이 모여 있다. 한의학에서는 이들 기관을 '신(腎)'이라고 하는데, 신이 허하거나 약한 상태가 되면 질병이 생길 수가 있다. 소화가 잘되지 않고, 피곤이 풀리지 않는 것은 물론, 허리와 다리도 약해져서 가장 기본적인 일상생활이 힘들어진다. 건강하지 못한 대부분의 사람들이 배가 차가운 이유도 바로 여기에 있다.

문제는 배가 차면 가라앉아 있어야 할 따뜻한 기운이 위로 솟구친다는 것이다. 그러면 폐와 뇌 쪽으로 열기가 가해지면서 불안과 초조, 심장 두근거림, 발한, 두통 등이 생긴다. 이렇게 되면 정상체온인 36.5도가 유지되지 못하고, 때로는 낮아져서 저체온이 되기도 하고, 때로는 너무 높아져서 위험한 상태에 이를 수도 있다. 이는 사람의 얼굴에도 그대로 드러난다. 얼굴색이 너무 하얗거나 또는 검거나 푸른빛이 살짝 돌면 저체온인 상태로 봐야 하고, 붉거나 노란색이면 열이 솟구친 상태라고 진단할 수 있다.

이러한 승강출입의 원리와 보이차는 매우 궁합이 잘 맞다. 보이차가 몸의 비정상적인 냉기를 제거하고 열기를 균형 있게 배분해서 전신의 에너지를 강하게 하기 때문이다. 보이차가 우리 몸에 주는 건강상의 이점은 앞으로 더 자세하게 설명하겠지만, 우선 전체적인 원리의 측면에서는 다음과 같이 정리할 수 있다.

기혈순환 회복

혈액이 막히고 정체된 상태인 어혈이 풀리면서 그 부위의 통증과 염증이 완화된다. 또 자연치유력과 저항력, 면역기능이 향상된다. 체온이 상승해 에너지 순환이 원활해져 모세혈관이 확장되니 혈색이 좋아지고 전신의 혈액순환이 잘 이루어진다.

특히 현대인은 스트레스를 많이 받기에 머리에 과도하게 기혈이 몰리면서 일명 '상성하허(上盛下虛)' 상태가 되어 심장과 머리 쪽이 과도하

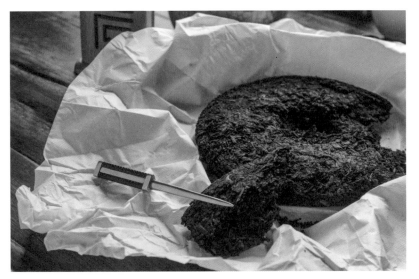

보이병차 해괴(解塊), 해괴는 덩어리를 푼다는 뜻이다. 주로 전용 차칼을 쓰지만 송곳도 무방하다.

게 성하고 아래쪽 신장과 장은 허해진다. 보이차는 기혈순환이 정상으로 회복되도록 돕는다.

체온 상승과 정신 안정

체온이 내려가면 우리 몸은 본능적으로 긴장하고 위기를 느낀다. 겨울에 추운 야외에 있으면 몸이 움츠러드는 것도 체온을 유지하려는 무의식적인 인체의 반응이다. 보이차를 마시면 체온이 올라 몸이 풀리면서 가벼워지고 정신의 긴장도 완화되어 우울증이나 초조감, 조급증에서 벗어날 수 있다. 그러면 밤에 숙면할 수 있다.

질병 예방

　오장육부의 기능도 동시에 활성화되어 부족한 부분은 채우고 과도한 부분은 줄여주어 균형을 이루며 질병을 예방한다. 또 위의 기능이 좋아져서 식욕이 없던 사람의 식욕을 촉진해 다양한 영양소를 섭취하게 하고, 장의 기능이 좋아져서 변비나 설사를 개선해주며 동시에 피부 기능도 활성화해 여드름, 기미, 아토피피부염의 개선에도 도움이 된다.

　보이차의 특정 성분이 건강에 도움을 주기도 하지만 더 나아가 기혈 순환의 원활화, 체온 상승, 오장육부 기능의 활성화로 전체적인 면역력이 강해지게 만든다. 세상에는 수많은 차가 있지만 '건강을 위한 최고의 차'는 보이차이다.

보이 생차와 숙차의 각기 다른 건강 효과

보이 생차와 숙차는 둘 다 체내에서 좋은 작용을 하지만 성질이 다르기에 연령이나 체질에 따라 마시는 것도 한 방법이다. 일단 폴리페놀 함량만으로 따지면, 숙차보다는 생차에 더 풍부하다. 그렇지만 숙차는 콜레스테롤을 낮추는 작용이 생차보다 탁월하다.

생차는 각성효과가 더 분명하고 활성 성분이 다량 함유되어 있기에 불면증을 겪는 사람이나 위 질환자, 임산부가 마시기에는 적절하지 않다. 젊은층에게 더 알맞은 차이다. 반면 나이가 좀 들었다면 속이 편한 숙차가 적합하다. 자극이 다소 약하고 성질이 평이해 남녀노소 누구나 마실 수 있다. 또 위를 따뜻하게 하는 작용도 있어서 위가 좋지 않은 사람에게 좋다. 특히 면역력 강화에는 생차보다는 숙차가 더 유리한 면이 있다.

승강출입의 원리로 보이 생차와 숙차를 바라볼 수도 있다. 약물의 치료 방향과 작용이라는 차원에서 승(昇)은 약물의 작용이 위로 상승하고, 강(降)은 아래쪽으로 내려오는 것을 의미한다. 출(出)은 위로 뜨면서 바깥을 향해 발산하며, 입(入)은 안으로 갈무리하는 것이다.

생차는 승출(昇出)의 성질을 가져 머리를 맑게 하고 혈액순환을 촉진시켜 풍을 제거한다. 반면에 숙차는 강입(降入)의 성질이 있어 이뇨작용이 뛰어나 독소 배출에 좋고 식이섬유가 풍부해 변비를 예방한다. 정신을 안정시켜 흥분을 가라앉히는 효능도 있다. 이런 점들을 참고해 자신의 몸 상태에 맞는 보이차를 선택하자.

탁한 혈액과
낮은 체온의 구급약

현대인을 병들게 하는 중요한 원인은 '탁한 혈액과 낮은 체온'이다. 과식, 불규칙한 식사, 부족한 운동량과 지속적인 스트레스로 현대인은 혈액이 탁해지고 체온이 낮아져 각종 질병에 시달릴 수밖에 없다. 보이차는 이 두 가지 문제를 해결해주는 구급약으로서의 역할을 한다. 물론 보이차를 마시자마자 몸이 좋아지는 것은 아니지만 꾸준히 마시면 우리 몸을 질병의 위협으로부터 구해준다.

탁한 혈액이 면역력을 떨어뜨리는 이유

우리 몸에서 혈액은 생명 유지에 절대적으로 필요한 산소와 영양분을 전신에 공급하는 일을 끊임없이 반복하며 각종 노폐물과 이산화탄소도 제거해준다. 각 장기와 조직이 아무리 건강하더라도, 혈액이 제때

건강을 마시는 습관, 보이차

충분하게 공급되지 않으면 질병이 유발되고 결국에는 작동을 멈춘다. 혈액은 면역력 유지에도 핵심적인 역할을 한다. 혈액 속 백혈구와 혈소판은 외부의 세균, 바이러스, 박테리아 등 나쁜 물질과 맞서 싸운다. 특히 백혈구 안의 림프구, 과립구, 대식세포들이 최전방에서 활약하며 면역력을 유지시킨다.

문제는 이렇게 중요한 혈액이 갈수록 오염되어 탁해진다는 것이다. 만병일독(萬病一毒)이라는 말이 있다. '한 가지 원인에 의해서 만 가지 질병이 생긴다'는 의미인데, 여기에서 한 가지 원인이란 곧 '혈액의 오염'이다. 그렇다면 우리는 '왜 원래 깨끗했던 혈액이 탁해지는가?'라는 질문에 근본적인 답을 찾아봐야 한다.

첫 번째 원인은 매일 먹는 음식

과도한 정제 탄수화물, 각종 패스트푸드와 가공식품, 튀긴 음식 등을 먹으면 그 안의 독성 물질들이 체내에 들어가 흡수 과정을 거치면서 고스란히 혈액을 탁하게 만든다.

어떤 음식을 먹느냐만큼 얼마나, 언제 먹느냐도 중요하다. 야식은 혈액을 탁하게 만드는 주요 원인이다. 보통 음식을 먹으면 종류에 따라 짧으면 2~3시간, 길면 12시간까지 소화 과정을 거친다. 하지만 밤에 음식을 과도하게 먹으면 소화를 제대로 해내지 못해 노폐물이 많이 쌓이면서 혈액을 오염시킨다.

술, 담배 역시 두말할 필요 없이 혈액을 오염시키는 중요 요인이다.

두 번째 원인은 스트레스와 운동 부족, 불면증

앉아서 생활하는 시간이 많으면 혈액이 정체되는 시간 역시 길어지기에 혈액 오염도가 높아진다. 여기에 정신적인 스트레스가 지속되면 몸과 혈관을 긴장시켜 혈액순환을 더 방해한다. 그나마 숙면이라도 취하면 몸의 정화작용이 활발해지고 스트레스가 풀리는데 불면증으로 고생하는 사람이 계속해서 늘고 있어 혈액이 더 탁해진다.

한의학에서는 혈액이 오염된 상태를 '어혈(瘀血)'이라고 한다. 탁해진 혈액이 서로 엉겨붙어서 순환되지 못하는 상태를 말한다. 이렇게 되면 당연히 우리 몸 곳곳에 산소와 영양분이 제대로 공급되지 않는다.

어혈을 풀어 체온을 올려야 한다

혈액 오염에 저체온이 더해지면 몸의 상태는 더 악화한다. 혈액 오염과 저체온은 상호작용을 하는데 혈액이 오염되면 체온이 내려가고, 내려간 체온이 혈액순환을 더 저하시켜 혈액 오염이 가중된다.

몸을 건강하게 유지하려면 혈액 오염과 저체온이라는 두 가지 문제를 반드시 해결해야 한다. 세균 감염, 사고로 인한 외상이 아닌 다음에야 우리 건강이 악화하는 핵심 원리를 정리하면 옆 페이지의 도표와 같다.

질병에 시달리기 직전의 관문인 면역력 저하를 막으려면, 첫 단계에서부터 제대로 개선해야 한다. 건강한 음식을 먹고 스트레스를 잘 조절

건강을 마시는 습관, 보이차

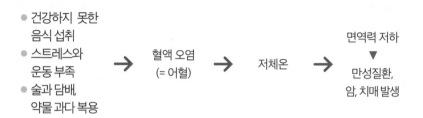

일상생활에서 건강이 악화되는 과정

- 건강하지 못한 음식 섭취
- 스트레스와 운동 부족
- 술과 담배, 약물 과다 복용

→ 혈액 오염 (= 어혈) → 저체온 → 면역력 저하 ▼ 만성질환, 암, 치매 발생

하고 적당량의 운동을 하고 술과 담배, 과다한 약물 복용을 멀리해야 한다. 그러면 혈액이 오염되지 않고 체온도 낮아지지 않으며 당연히 면역력도 저하되지 않는다.

하지만 현실적으로 현대인은 원하지 않아도 스트레스를 받아야 하고, 운동할 시간이 부족하며, 건강한 음식을 먹지 못할 가능성이 크다. 또 여기에 술과 담배를 하는 경우도 많은 것이 사실이다.

혈액이 오염되는 사태를 막지 못했다면, 그다음 단계인 저체온의 문제를 해결해야 한다. 체온을 올리면 그나마 혈액순환이 활발해져서 혈액 오염도를 낮출 수 있기 때문이다.

보이차에 함유된 여러 중요 성분은 혈액을 맑게 해 혈액의 오염을 막는다. 또 나쁜 콜레스테롤을 제거해서 혈액순환이 잘되게 만들고 체지방을 줄여 탁한 혈액을 깨끗하게 만든다.

그다음으로 보이차는 우리 몸을 데워주는 발열작용을 한다. 추운 겨울에 밥을 먹기 전에는 몹시 추웠는데 밥을 먹고 나면 왠지 그 추위가 한결 가시는 경험을 해본 적이 있을 것이다. 이는 체내에 영양분이 들어가고 소화가 시작되면서 신진대사가 활발해지고 그 결과 체온이 올라가기 때문이다.

보이차를 마시면 배가 따뜻해지고 몸에 활력이 생기기 시작한다. 이는 보이차의 성질이 따뜻해서 체내에 열을 발생시키고, 동시에 발효로 만들어진 각종 영양물질이 작용하기 때문이다.

보이차야말로 혈액 오염과 저체온의 해결사이다. 매일 꾸준하게 보이차를 마시면 매일 혈액을 깨끗하게 만들고 체온이 떨어지지 않게 해 독소와 노폐물의 배출을 원활하게 해준다. 화학적으로 만들어진 그 어떤 약물도 이런 역할을 하지 못한다. 게다가 보이차를 즐기는 잠깐의 시간 동안 정신까지 이완되면서 힐링의 순간을 즐길 수 있으니, 스트레스 해소에도 최고이다.

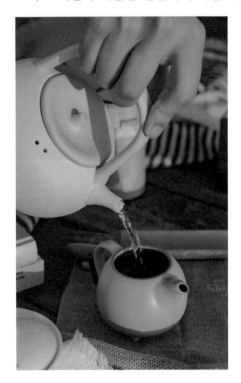

물론 보이차를 만병통치약이라고 할 수 없고, 또 그렇게 여겨서도 안 된다. 그보다는 스트레스를 줄이고, 식습관과 생활습관을 바로잡는 것이 건강을 지키는 지름길이다. 하

건강을 마시는 습관, 보이차

지만 현실적으로 상황상 건강에 좋지 않은 생활을 할 수밖에 없는 현대인에게 보이차가 '최적의 대안'이 될 수 있다.

혈액 오염의 증상들이 질병으로 가는 과정

혈액의 오염 정도는 혈액 검사를 해야 정확히 알 수 있지만 몸에 나타나는 증상으로도 그 상태를 짐작할 수 있다.

혈액이 오염되면 가장 먼저 피로 증상이 나타난다. 몸 상태가 늘 개운하지 않고 피곤하다. 피곤함이 사라지려면 몸에 활력이 넘쳐야 하는데, 활력이 넘친다는 것은 혈액순환이 온몸 구석구석으로 잘된다는 의미이다. 장기간 피로감을 느끼면 반복적으로 가슴이 답답하고 숨이 차며 두통에 시달린다. 이는 탁해진 혈액이 산소 공급을 잘해주지 못하기 때문이다. 또 뇌에도 혈액 공급이 잘되지 않아 각종 독소가 뇌혈관에 머물러 두통이 유발된다. 진통제로 잠깐은 통증이 해소될 수 있지만, 탁해진 혈액을 깨끗하게 만들어야 근본적으로 해결된다.

혈액이 더 많이 오염되면 피부에도 증상이 나타난다. 기미, 다크서클, 알레르기, 각종 피부염이 발생한다. 체내 독소가 정상적으로 배출되지 못하기에 피부를 통해서 배출하려고 피부에 다양한 증상이 나타나는 것이다. 그다음으로 각종 통증, 염증이 생기고 혈압이 높아진다. 혈압이 정상이라는 것은 혈관이 깨끗하고, 그 안에 흐르는 혈액 역시 문제가 없다는 이야기이다. 하지만 탁한 혈액이 뭉쳐 혈액순환이 제대로 되지 않으면 당연히 혈압이 올라간다. 그러면서 몸 곳곳에 산소와 영양분을 충분히 공급하지 못해 통증이 유발되고 제거되지 못한 독소들이 염증을 만든다.

건강을 마시는 습관, 보이차

이런 상태에서도 혈액이 깨끗해지지 않으면 그때부터 본격적으로 각종 질병이 생긴다. 흔히 말하는 당뇨병, 고지혈증, 고혈압 등의 만성질환이 유발되고 최종적으로 암과 치매가 발생한다.

결론적으로 모든 질병과 암, 치매의 시작은 바로 혈액 오염이다. 하루하루 피곤하지 않고 활력 넘치는 삶을 살기 위해서는 혈액이 깨끗해야 한다.

일상에서 보이차로
체온 올리기

매일 보이차를 마시며 생활습관을 개선하면 누구나 깨끗한 혈액과 정상 체온을 유지할 수 있다. 보이차 마시기야말로 건강을 위해 가장 먼저 들여야 할 생활습관이다.

과식 습관이 저체온의 악순환 불러

인체를 저체온으로 몰아가는 대표적인 원인이 과식이다. 혈액은 전신으로 가지만 혈액이 많이 필요한 곳으로 먼저 몰려가 해당 부위가 원활하게 작동하도록 한다. 근육 운동을 하면 근육 쪽으로 혈액이 몰려가고, 밥을 먹으면 위장 쪽으로 혈액이 몰려가는 식이다. 특히 소화는 생명 유지에 중요한 활동이기에 음식을 먹으면 소화를 시키기 위해 혈액의 30~40% 정도가 소화기로 몰린다. 문제는 이렇게 혈액이 한쪽으로 많이 가면 다른 부위는 적게 공급되어 그곳의 체온이 떨어질 수 있다는 점이다. 과식하면 그만큼 혈액이 소화기관으로 많이, 오랫동안 몰려 다른 곳의 혈액이 더 부족해지고 체온도 그만큼 저하된다.

체온이 낮아지면 인체는 몸에 지방을 축적해서라도 체온을 유지시키려고 한다. 하지만 지방이 많아지면 심장의 기능이 떨어지고 그 결과 혈액순환이 방해받아 또다시 체온은 더 떨어진다. 이 모든 악순환의 출발점은 과식이다. '과식 → 낮은 체온 → 지방 축적 → 혈액순환 방해 → 더 낮은 체온'이라는 사이클이 반복된다. 실제 비만인 사람은 체온이 낮은 경우가 많다.

과식으로 인한 문제는 이뿐만이 아니다. 과식을 하면 혈액이 탁해질 수밖에 없다. 음식을 먹으면 소화·흡수한 뒤, 최종적으로 노폐물이 체외로 배출된다. 그런데 과식으로 노폐물이 과도하게 생기면 모두 배출되지 못하고 몸에 남아 혈액을 탁하게 만든다.

더 나아가 과식은 움직이기 싫어하는 습성을 고착화시킨다. 과식을 하면 음식을 소화 · 흡수 · 배출시키는 데 에너지를 소모하여 몸이 쉽게 피곤해져 잘 움직이지 않게 된다. 비만인 사람은 산소도 부족하기 쉽다. 비만인 사람이 그렇지 않은 사람보다 더 거칠게 숨을 들이쉬고 내쉬는 이유가 바로 이 때문이다. 조금만 움직여도 힘들고 숨이 차니 당연히 운동을 안 하게 되어 혈액순환에 문제가 생긴다.

그렇다면 과식의 기준은 무엇일까? 밥을 맛있게 많이 먹으면 누구나 '배가 부르다'라는 포만감을 느낀다. 그 어느 때보다 기분 좋은 상태이지만, 이런 느낌이 들면 무조건 과식이다. 포만감이 들기 직전에 숟가락을 내려놓아야 한다.

보이차를 꾸준히 마시면 식욕이 자연스럽게 억제되어 과식으로 인한 피해를 줄일 수 있다.

인체 대류의 원리를 통한 혈액순환 개선

평소 머리를 시원하게 하고 손과 발을 따뜻하게 하는 생활습관을 가져야 한다.

머리를 시원하게 하려면 무엇보다 스트레스를 줄여야 한다. 흔히 '열 받는 상황'을 스트레스 상태라 하는데 실제로 스트레스를 받으면 혈액이 뇌로 몰리면서 과도하게 머리에 열이 발생한다. 스트레스를 적게 받으려 노력하고, 더불어 스트레스를 받았다면 명상이나 기도 등으로 스트레스를 빨리 해소해야 한다.

손과 발을 따뜻하게 하는 데는 족욕과 반신욕이 제일 좋다. 따뜻한 물 (족욕은 38~40도, 반신욕은 40도 정도)에 손과 발, 몸을 20~30분간 담그면 체온이 올라가면서 혈액순환이 잘 이루어지는 것은 물론, 땀샘이 열려 체내의 독소가 배출되고 림프액의 순환도 개선된다.

손을 따뜻하게 하려면 주무르거나 박수를 치는 것도 좋다. 특히 손에 자극을 주면 뇌에도 긍정적인 영향을 미친다. 미국 앨라배마대학교 연

건강을 마시는 습관, 보이차

구팀이 뇌졸중 환자 13명을 대상으로 약 2주 동안 하루에 6시간씩 손을 강제로 주무르거나 움직이게 한 결과 뇌세포 호르몬이 활성화되었다는 연구 결과가 나왔다. 손의 모세혈관 역시 확장되어 혈액순환이 좋아지는 것으로 알려졌다.

저체온을 예방하려면 일상에서 많이 움직이는 습관을 가져야 한다. 운동은 일상에서 체온을 올리는 가장 효과적이고 빠른 방법이다. 근육을 움직이면 몸은 자동으로 에너지를 만들어내는데, 이때 약 20% 정도는 근육 수축에 사용하지만 나머지는 열에너지로 변환되면서 체온을 전반적으로 끌어올린다.

하지만 현대인의 운동량, 움직임의 양은 점차 줄어들고 있다. 실내나 실외에서 하루에 30분 이상, 주 5일 이상 걷기를 실천하는 사람이 2020년 조사에 의하면 4명 중 1명에 불과했다.

운동 전후에 보이차를 마신다면 혈액순환이 더 원활해지고 체온이 상승하여 면역력이 강해진다.

체온을 높이기 위한 공복 시간 조절

동물은 몸이 아프거나 불편하면 본능적으로 아무것도 먹지 않고 가만히 있으면서 체온을 높여 치유력을 키운다. 또 어떤 새들은 알을 부화시킬 때 일정한 온도를 계속 알에 전달해주기 위해 2~3주씩 단식하며 자리에서 꼼짝하지 않는다.

이처럼 일정 시간 동안 음식을 먹지 않는 것은 치유력과 생명력을 키우는 데 가장 좋은 방법이다. 하지만 안타깝게도 인간은 이런 원칙을 따르지 않고 끊임없이 음식을 먹는다. 적절한 시간 간격을 두지 않고 계속해서 음식을 먹으면 우리 몸은 훨씬 피곤함을 느끼고 체온 역시 수시로 떨어지게 된다. 밥을 먹고 일정 시간이 지나면 체온이 정상으로 복귀되어야 하는데 음식을 계속 먹으면 또다시 소화하기 위해 혈액이 위로 몰려가 에너지를 소모하니 체온이 오를 수가 없다.

가장 이상적인 식사 간격은 최소 5시간이다. 대체로 위장이 비워지는 시간이 3~4시간 정도 되기 때문에 그 이후에 먹는 것이 좋다. 또한 필요에 따라서는 공복 시간을 늘리고 제한된 시간 내에만 음식을 섭취하는 '시간 제한 식사법'의 도움을 받는 것도 좋은 방법이다. 16시간 공복, 8시간 음식 섭취를 지향하는 16:8 단식법이 가장 대표적이다.

고지혈증, 고혈당, 고혈압을
빠르게 해결하는 길

'3고(高) 질병'으로 불리는 고지혈증(고콜레스테롤), 고혈당(당뇨병), 고혈압은 대표적인 만성질환, 혹은 생활습관병이다. 과거에는 대체로 나이가 들면서 생기는 질병으로 여겼지만, 최근에는 젊은 사람도 많이 생겨서 전 국민이 나이와 상관없이 주의해야 할 질병이 되었다. 보이차를 마시는 습관을 들이는 것은 3고 질병에 많은 도움이 될 수 있다.

콜레스테롤 수치를 낮춰주는 보이차

고지혈증은 체내 혈중 지방이 과도해 발병하는데 이 때문에 산화된 지방이 몸 곳곳에 염증을 일으키는 것은 물론 심혈관 질환인 동맥경화, 심근경색, 뇌졸중 등을 유발할 수 있다. 심혈관 질환은 단일 질환으로는 전 세계 사망원인 1위이며, 우리나라의 경우 암에 이어 2위이다. 또 콜레스테롤이 많으면, 즉 체지방이 많으면 뇌의 신경전달물질 중의 하나인 세로토닌의 분비량이 줄어들어 우울증을 앓을 가능성도 높아진다. 수술을 통해서 체지방을 제거하거나 약물을 이용해 콜레스테롤 수치를 줄이는 방법이 있지만 부작용이 만만치 않다. 하지만 보이차는 부작용 없이 체지방률을 확실하게 낮춰준다.

〈영양학저널〉의 연구에 의하면, 평균 65세의 성인 25명에게 보이차 추출물을 매일 1g씩 3개월간 마시게 했더니 LDL콜레스테롤 수치가 약 11.7%가량 줄어들었다고 한다. 또 다른 연구에서 고지혈증 환자 25명에게 보이차 추출물 1g을 3개월간 마시게 했더니 역시 LDL콜레스테롤 수치가 약 11.8% 줄었고, HDL콜레스테롤은 2.5%가량 상승했다. 이외에도 대만 연구팀의 연구 결과에서도 보이차가 각종 심혈관 질환을 억제하는 것으로 나타났다.

프랑스에서도 국립건강의학연구소, 안도니 의과대학, 파리대학 영양생리학 실험실 등에서 보이차를 연구했다. 대부분 보이차의 탁월한 체지방 감소 효과를 확인했으며, 한 실험에서는 매일 3잔의 보이차를 마시게 한 결과 1개월 만에 혈중 지방이 22%가 줄어들었다는 연구 결과도 나왔다. 우리나라 식약처에서도 '보이차 추출물이 체지방 감소 및 고지혈증 개선에 도움을 줄 수 있다'며 그 효능을 인정했다.

녹차, 홍차보다 뛰어난 보이차의 당뇨병 억제력

당뇨병은 음식물이 체내에서 에너지로 전환되는 과정에서 인슐린 분비가 부족하거나, 인슐린이 효율적으로 기능하지 못해 혈액에 당이 비정상적으로 많아지는 질병으로 이로 인해 혈전이 만들어지고 혈관 곳곳에 염증이 유발된다. 당뇨병 합병증도 무시무시하다. 시력 손상, 심부전, 협심증, 신경 손상, 피부 손상, 만성신부전, 암, 치매 등을 유발하고 최후에는 사망에까지 이르게 한다. 그런데 당뇨병 환자의 연령이 점차 낮아지고 있어서 문제이다. 우리나라는 2020년 기준으로 30세 이상 성인 6명 중 1명이 당뇨병을 앓고 있다. 유병률이 16.7% 정도로, 1970년대의 1.5%에 비하면 그야말로 폭발적으로 늘어났다.

보이차는 오래전부터 당뇨병을 고치는 명약으로 활용되었다. 일본에서는 30년 이상, 많게는 100년 이상 된 차나무의 잎으로 만든 보이차를 만성 당뇨병 환자에게 하루 3회 정도 마시게 했더니 완치되었다는 기록이 있다. 중국에서도 수령이 70년 이상 된 차나무 잎으로 차를 만들어 10명의 당뇨병 환자에게 마시게 했더니 병세가 약 70%나 감소했다고 한다. 이렇게 보이차가 당뇨병에 효능이 있는 이유는 체내 당 대사에 작용해 인슐린 분비를 촉진하고 당 조절력을 개선하기 때문이다.

2023년 10월 유럽당뇨병학회(EASD)에서 발표한 호주 애들레이드대학교 의대 연구팀의 연구 결과도 보이차가 당뇨병 개선에 얼마나 도움이 되는지 증명하고 있다.

연구팀은 중국에 거주하는 20~80세 성인 1,923명이 얼마나 차를 자주 마시는지 조사하고 그들의 당뇨병 여부를 알아보았다. 그 결과 어떤 종류의 차를 마시든지 당뇨병 전 단계가 될 확률은 15%가량 낮았고, 실제 당뇨병 발병 위험은 28% 정도가 낮았다. 그런데 보이차의 활약이 두드러졌다. 당뇨병 전 단계가 될 확률은 53%가 낮았고, 실제 당뇨병 발병 위험은 47% 정도가 낮았다.

차 종류별 당뇨병 억제력

	녹차, 홍차 등	보이차
당뇨병 전 단계	15%	53%
당뇨병	28%	47%

연구팀은 '보이차가 혈중 당 성분을 소변으로 빠르게 배출하는 데 도움을 주기 때문이다'라고 결론을 내렸다. 보이차로 인해 체내 혈당 지수가 낮아지고, 인슐린 저항성이 개선되는 효과가 나타난 것이다. 특히 연구팀은 '차를 마시는 것은 안전하고 저렴한 식이요법으로 당뇨병 위험이 있는 사람에게 권장된다'라는 조언까지 곁들였다.

보이차의 이런 효과는 '차다당(茶多糖, Tea Polysaccharide)' 혹은 '복합당'의 작용 때문인 것으로 밝혀졌다. 당뇨병은 정제 탄수화물을 많이 섭취했을 때 발생확률이 높아진다. 그런데 탄수화물의 당분은 단순당과 복합당으로 나뉘고 단순당은 몸에 좋지 않은 사탕, 과자, 백미, 흰 밀가

건강을 마시는 습관, 보이차

루, 설탕에 많으며, 복합당은 통곡물을 비롯해 각종 채소에 풍부하게 들었다. 보이차에도 다량의 복합당이 함유되어 있어 몸에 이로운 작용을 한다.

보이차는 혈압도 낮춘다

고혈압은 혈관에 강한 압력이 작용해 혈관 벽이 딱딱해지고 심장에도 부담을 주는 심각한 질병이다. 평소에는 별 증상이 없다가 갑자기 생명까지 위협하기에 '침묵의 살인자'라고도 불린다. 전 세계적으로 매년 약 1,000만 명 정도가 고혈압으로 사망하고 우리나라에서도 성인 10명 가운데 3명은 고혈압 환자라고 한다. 그런데 고혈압약은 혈압의 수치만 떨어뜨릴 뿐 고혈압을 근본적으로 낮게 해주지는 않는다. 고혈압에 가장 좋은 처방은 스트레스 해소, 유산소 운동과 꾸준한 건강 식단 실천이다.

보이차는 혈액을 맑게 해 혈관을 확장하고 혈류를 조절해 혈압을 낮추는 데 큰 도움을 준다. 2014년에 고혈압 전 단계와 1기 고혈압 환자를 대상으로 보이차 무작위 이중맹검 위약 대조군 연구를 했다. 결과적으로 하루 3잔의 보이차를 12주 동안 마시게 한 치료군 참가자의 수축기 혈압이 평균 7.2mmHg, 이완기 혈압이 평균 5.6mmHg 감소했다(대조군 역시 수축기 혈압이 평균 2.6mmHg, 이완기 혈압이 평균 1.2mmHg 줄었다).

2018년에는 보이차 추출물이 고혈압 환자의 혈압에 미치는 영향을 연구했는데 그 결과, 보이차 추출물 보충제를 12주 복용한 치료군 참가자의 수축기 혈압이 평균 10.2mmHg, 이완기 혈압이 6.4mmHg 감소했다(대조군은 수축기 혈압이 2.7mmHg, 이완기 혈압이 1.4mmHg 줄었다). 이외에도 보이차는 고혈압을 유발할 수 있는 LDL콜레스테롤 수치를 감소시키는 것으로 알려져 있다.

몸에 주는 건강 효과와 마음에 주는 덕

보이차는 각종 만성질환으로부터 우리 몸을 지켜주는 동시에 정신 건강에도 많은 도움을 준다. 그래서 옛사람은 차와 덕(德)을 연결해서 '다덕(茶德)'을 논했다. 다덕이라니, 절묘하기 그지없는 표현이다.

음식과 덕을 연결하는 일은 별로 없다. '돼지고기를 먹고 내 마음의 뜻이 고상해진다'라거나 '고사리를 먹으니 마음에 예절이 가득 찬다' 같은 기록은 찾아볼 수 없다. 하지만 차는 다르다. 몸에도 좋지만, 정신적인 영역에서도 큰 영향을 미치기에 다덕이라는 표현이 생겼다.

중국 당나라(618~907) 말기의 유정량(劉貞亮)은 '음다십덕(飮茶十德)'이라는 글에서 차를 마심으로써 얻는 열 가지 덕을 논했다.

1. **이차산욱기(以茶散郁氣)**: 차는 우울한 기분을 흩어지게 한다
2. **이차구수기(以茶驅睡氣)**: 차는 졸음을 쫓아낸다
3. **이차양생기(以茶養生氣)**: 차는 생기를 북돋는다
4. **이차제병기(以茶除病氣)**: 차는 병을 낫게 한다
5. **이차이예인(以茶利禮仁)**: 차는 예의와 인의를 탐내게 한다
6. **이차표경의(以茶表敬義)**: 차는 공경하는 뜻을 나타낸다
7. **이차상자미(以茶嘗滋味)**: 차는 맛 좋은 음식을 먹게 한다
8. **이차양신체(以茶養身體)**: 차는 신체를 다스리게 한다
9. **이차가행도(以茶可行道)**: 차는 도를 행하게 한다

10. 이차가아지(以茶可雅志) : 차는 뜻을 고상하게 한다

우리나라에서 다도 하면 결코 빼놓을 수 없는 인물이 다산 정약용(丁若鏞, 1762~1836) 선생이다. 그는 오랜 유배 기간 동안 차를 친구처럼 여기면서 심신을 수양했다. 호인 '다산(茶山)'에도 茶를 넣어서 자신이 얼마나 차를 소중히 생각하는지를 알리고 있다.

다산은 우선 차를 '겸손과 예의'의 차원으로 접근한다. 차를 준비하고 대접하는 과정을 통해 상대방을 존중하고 겸손한 마음가짐을 가질 수 있기 때문이다. 또한 차는 그 자체로 '삶의 여유'라고 말한다. 번잡한 일상에서 벗어나 따뜻한 기운을 느끼고 차분한 즐거움을 가질 수 있기 때문이다. 더불어 차는 자기성찰과 수양의 한 수단이라 했다. 짧은 시간이지만 차의 담백함을 통해서 자신을 되돌아보고 마음을 정화시킬 수 있기 때문이다.

한국의 전통 다도법은 지나치게 격식에 얽매이지 않는다는 점도 알아둘 필요가 있다. 정형화된 다기의 배치나 규칙에서 벗어나 비교적 자유롭고, 형식적인 예절에서 벗어나 차 그 자체에 집중하면서 맛과 멋을 즐기는 것이 한국의 다도이다.

일본에는 전통 다도를 계승하고 중흥시킨 다케노 조오(武野紹鷗, 1502~1555)라는 유명한 인물이 있다. 그 역시 차와 관련한 열 가지 덕을 이야기했다. '부처'나 '요괴' 같은 용어가 등장하지만 이는 그가 젊은 시절 시인으로 활약했다는 점을 감안해 시적인 표현으로 해석할 수 있다.

1. 여러 부처가 지켜준다

2. 오장이 조화롭다

3. 번뇌에서 자유롭다

4. 부모를 공경하게 한다

5. 수면을 마음대로 한다

6. 죽음에 임박해도 산란하지 않다

7. 재난을 없애고 수명을 늘린다

8. 여러 하늘이 지켜준다

9. 하늘의 요괴가 신체를 호위한다

10. 수명을 연장시킨다

역시나 몸뿐만 아니라 정신에 주는 이로움을 고루 다루며, 심지어 죽음이라는 무거운 주제와도 차를 연결시켰다.

비만을 줄이는 최적의 식품, 보이차

현대인에게 만성질환의 주요 원인인 비만 역시 골치 아픈 질병이다. 비만은 일상생활에 상당한 불편을 주고 사회생활에도 지장을 준다. 현재 한국인의 성인 비만율은 무려 40%에 육박하며, 그중 남성은 50%에 이른다. 2명 중 1명이 비만인 셈이다. 식이 조절과 운동으로 살을 빼려고 하지만, 실제 이 두 방법으로 살을 빼는 사람은 그리 많지 않다. 그러나 다행히도 보이차는 지방을 분해하고 식욕을 억제해 다이어트를 쉽게 할 수 있도록 도움을 준다.

녹차보다 월등히 많은 보이차의 갈산 함량

비만의 요인은 다양하다. 불규칙한 식습관, 과식, 운동 부족, 흡연과 음주, 스트레스 등이 모두 비만을 불러온다. 하지만 비만의 궁극적이고 최종적인 원인은 체내의 지방 축적이다. 앞에 언급한 여러 요소는 체내에 지방을 쌓는 다양한 요인일 뿐이다. 예를 들어 과식을 하면 필요 이상의 지방이 쌓이고, 운동이 부족하면 지방이 잘 분해되지 않고, 스트레스가 쌓이면 기초대사량을 떨어뜨려 역시 지방을 축적한다.

비만에서 벗어나려면 지방의 축적을 막아야 한다. 하지만 문제는 지방 섭취를 극도로 제한할 수도 없고, 그렇게 해서도 안 된다는 것이다.

일단 지방은 우리 몸에 반드시 있어야 할 3대 필수 영양소 중 하나이다. 체내에 지방이 부족하면 가장 먼저 뇌에 문제가 발생하고 비타민 등의 흡수율을 떨어뜨려 영양결핍이 생긴다. 여기에 세포 기능이 제대로 작동하지 않아 체온 유지가 힘들 수 있다.

하지만 나쁜 지방을 과잉 섭취했을 때가 문제이다. 좋은 지방이든 나쁜 지방이든 지방은 고소한 맛을 내기 때문에 억제하기가 쉽지 않다. 과학자들은 단맛, 신맛, 쓴맛, 짠맛, 감칠맛에 이어 '지방맛'이 따로 있다고 말한다. 지방맛 때문에 입에서 당기니 지방이 많은 음식을 먹게 되고, 그 결과 체내에 쌓여 결국 비만으로 이어진다. 그런데 보이차의 갈산 성분은 항산화 작용도 하지만, 체지방이 쌓이는 것을 막아주고 배출시켜 살이 찌는 것도 예방한다.

우리가 음식을 먹으면 췌장에서 리파아제(lipase)가 분비되어 지방을 분해하여 체내 흡수를 돕는다. 지방을 많이 먹을수록 리파아제가 더욱 많이 분비되는데 갈산이 이 리파아제의 활동을 억제해주는 것이다.

보이차에는 녹차보다 갈산이 월등히 많다. 2016년 스위스 학술지 〈모큘(Molecules)〉에서 발표한 자료에 따르면, 100g당 갈산 함량이 녹차는 167mg, 보이차는 2,197mg으로 무려 13배 이상 차이가 난다.

국내의 한 TV 방송 프로그램에서는 직접 이를 실험하기도 했다. 인체의 지방을 대신할 두 조각의 돼지비계를 각각 물과 리파아제를 재운 2개의 물병에 넣었다. 그다음 한쪽 병에는 보이차 농축 분말 10g을 투하했다. 72시간이 지나자, 보이차를 넣지 않은 병의 돼지비계는 지방이 분해되어 흐물거렸다. 반면 보이차가 들어간 병의 돼지비계는 지방이 분해되지 않아 탱탱했다. 이는 곧 실제 우리 몸에서 보이차가 지방을 분해하지 않고 체외로 배출한다는 의미이다. 이제 기름진 음식을 많이 먹었다면 반드시 보이차를 마시자.

그렐린 분비를 억제해 식사량을 줄일 수 있어

2011년 일본 후쿠오카대학교 연구팀은 〈영양학저널〉에 보이차 관련 실험 논문을 발표했다. 먼저 비만 성인 36명을 두 그룹으로 나누어 매일 동일한 칼로리를 먹게 했는데 한 그룹에게는 보이차 추출물 1g도 같이 섭취시켰다. 12주가 지나자 보이차를 마신 그룹의 내장지방이 평균 8.7% 감소했다.

또 아사히 맥주와 아사히 음료는 공동으로 여러 중국 차를 연구했는데, 그중에서 보이차가 다이어트에 효과가 뛰어나다는 사실을 확인했다. 실험용 쥐에게 풍부한 음식을 먹여 체중을 늘린 후, 4개 그룹으로 나누어 각각 보이차, 재스민차, 오룡차, 혼합차 분말을 36일간 먹였다. 그런데 보이차를 제외하고 나머지 차를 먹은 그룹은 일시적으로 체중이 줄었다가 다시 늘어나는 등 유의미한 변화가 없었지만, 보이차 분말을 먹인 그룹은 체중이 평균 8g 줄었다. 이외에도 일본의 또 다른 식품연구소와 중국 운남대학교 농대 연구팀이 공동 연구한 결과에서도 보이차의 지방 감소 효과가 확인되었다.

중국 서남농대 차연구소에서도 보이차의 혈중 지방 감소 효능에 관한 동물실험을 진행했다. 그 결과 고지혈증이 유발된 쥐의 중성지방은 50%, LDL콜레스테롤은 33%를 줄였으며, 오히려 HDL콜레스테롤은 81% 이상 증가시켰다. 연구진은 '보이차의 지방 감소 능력으로 인해 고지혈증이 개선되는 것은 물론 보이차가 혈관을 확장해 고혈압의 개선에도 도움을 줄 수 있다'는 연구 결과를 밝혔다.

프랑스에서 다이어트에 신경을 많이 쓰는 여성들은 보이차를 '기름 제거 다이어트 차'라고 말한다. 그만큼 경험적으로 보이차가 체지방을 감소시킨다는 사실을 알기 때문이다. 또 프랑스 의사들 역시 비만인 사람들에게 보이차를 처방하기도 한다.

보이차는 식욕 억제에도 좋다. 공복 호르몬이라고도 불리는 그렐린(ghrelin)은 식욕을 자극하는데, 보이차가 그렐린의 분비를 억제하기 때문이다. 식욕이 줄면 자연스럽게 식사량이 줄어 과도한 열량을 섭취하지 않게 된다.

비만인 사람들은 이제 음식 조절과 운동에 이어 보이차라는 비장의 무기를 더할 필요가 있다. 탁월한 지방 감소 효과와 식욕 억제력으로 다이어트에 들이는 노력을 줄여주기 때문이다.

다만 한 가지 주의할 점은 보이차를 '살 빼는 약'으로 생각해서는 안 된다는 것이다. 기본적으로 보이차는 인체의 해독력을 키워 불필요한 지방을 줄이는 작용을 하는 것이지, 마시기만 해도 지방을 빼준다고 여겨서는 곤란하다.

건강을 마시는 습관, 보이차

국민 질병 소화불량과 관절염 그리고 보이차

소화불량은 대체로 맵고 짠 자극적인 음식, 술과 담배, 스트레스로 발생하기에 특별히 위장 기능에 문제가 없는 사람이라도 누구나 경험할 수 있다. 하지만 소화불량이 자주, 규칙적으로 생기면 낮에는 일에 집중하지 못하고 밤에는 잠을 설친다. 특히 우리나라 50대 이상 중년층과 노년층에서는 2명 중 1명이 소화기 관련 질환을 앓고 있다. 국민 1,000만 명이 소화기계 질환을 경험하기에 소화불량은 '한국인의 대표 질병'이다.

보이차는 예로부터 소화와 관련해 가장 확실하게 그 효과가 입증된 차이다. 보이차가 체내에서 어떤 작용을 하는지 알 수 없었던 옛사람들도 보이차를 마시면 단번에 막힌 속이 뚫리고 소화가 잘되는 경험을 했다. 이는 보이차에 함유된 미생물들이 위장에 유익균을 증가시켜 소화작용을 촉진하고 소화 시스템을 원활하게 하기 때문이다.

또 다른 국민 질병으로 현재 환자가 약 400만 명가량으로 추정되는 관절염이 있다. 꼭 질병까지 발전하지 않더라도 관절 문제로 일상에서 불편을 겪는 사람이 적지 않다. 그런데 보이차에 염증과 통증을 줄이는 물질이 있기에 관절염 개선에도 보이차가 적지 않은 역할을 한다.

우리 몸에는 새로운 뼈를 만드는 '조골세포'와 파괴하는 '파골세포'가 있다. '인체가 왜 스스로 뼈를 파괴하냐'는 의문을 가질 수 있는데, 뼈에 금이 가거나 문제가 생겼을 때 새로운 뼈로 교체하기 위해 기존의 뼈를 파괴할 필요가 있기 때문이다. 또 칼슘이 부족해도 뼈에 들어 있는 칼슘을 활용하기 위해 뼈를 파괴한다. 그런데 파골세포가 과도하게 활동하면 '골다공증'이 생긴다. 보이차에 함유된 폴리페놀은 이런 파골세포의 과도한 활동을 억제한다. 미국 텍사스공과대학교에서 연구한 바에 의하면, 폴리페놀과 비타민D가 결합하면 골다공증 발생 위험을 현저히 줄이는 것으로 나타났다.

치매는 더 이상
노인성 질환이 아니다

나이가 들어가면서 제일 무서운 질병 중 하나가 치매이다. 힘이 넘치고 똑똑하다고 자부했던 사람조차 도어락의 비밀번호를 잊어버리고, 집에서 씻는 일에도 문제가 생긴다. 또 외출 후 집을 못 찾아 길거리를 헤매는 심각한 상황도 발생한다.

지난 2023년 처음으로 국내 치매 환자가 100만 명을 넘어섰다는 발표가 나왔다. 더 큰 문제는 이제 더 이상 치매가 노인성 질환이 아니라는 점이다. 최근에는 65세 이하의 젊은 사람들에게서도 알코올성 치매, 디지털 치매가 많이 생기고 있어 특별한 대책이 필요하다.

젊은 사람에게서도 늘어나는 '영츠하이머'

2022년 우리나라의 65세 이상 노인 인구는 890여만 명이며, 이중 치매를 겪는 노인은 92만 명으로 집계되었다. 대략 10명 중 1명꼴이다. 85세가 넘어가면 상황은 더 심각해진다. 10명 중 4명이 치매이다. 게다가 진단받지 않은 사람도 적지 않을 것으로 보인다. 문제는 시간이 흐를수록 노령화가 진행되어 치매 환자가 점점 더 늘어날 것이라는 전망이다. 국립중앙의료원 중앙치매센터에서 발표한 자료에 따르면, 2030년에는 142만 명, 2040년에는 226만 명, 2050년에는 315만 명으로 급증할 것으로 예측된다. 지금도 약 12분마다 1명씩 치매 환자가 발생한다니, 많은 사람이 치매의 위협에서 자유롭지 못하다. 심지어 40대에서도 치매가 발병하고 있다.

젊은 사람이 겪는 치매는 학술적으로 '초로기 치매', '조발성 치매'라 하고 '젊다'는 의미의 영(Young)과 알츠하이머(Alzheimer)를 결합한 '영츠하이머(Young-zheimer)'라는 신조어도 생겨났다.

최근 많은 예능 프로그램에서 활발히 활약하는 이모 씨가 방송 중 뇌 건강 진단을 받고 충격에 휩싸이기도 했다. 기억력 검사에서 100점 중 6점을 얻고는 '6년 후 치매에 걸릴 확률이 66% 이상이다'라는 말을 들었기 때문이다. 그는 1973년생으로 50대 초반의 나이에 불과하다.

또 자기계발 분야의 유명 강사인 김모 씨 역시 방송에서 "집의 호수를 잊은 적이 있다"며 알츠하이머에 걸렸음을 고백해 많은 사람의 우려를 자아냈다. 그 역시 50대 초반에 불과하다.

치매는 우선 '경도인지장애'에서부터 시작된다. 점진적인 기억력 감퇴에 언어와 실행 능력에서 이상 증상을 보이는 것으로 특히 사람, 장소,

건강을 마시는 습관, 보이차

시간에 대해서 현재 자신이 어떤 상황에 있는지 인식하지 못하는 지남력(指南力) 문제가 생긴다. 특정 장소를 향해 가던 중에 '내가 도대체 어디를 가고 있던 거지?'라는 의문이 들거나 어떤 행위를 하다가 '내가 지금 뭘 하려고 했던 거지?'라는 생각이 든다면 지남력에 문제가 생겼다고 볼 수 있다. 경도인지장애가 점점 심해지면서 치매의 단계로 넘어간다.

젊은 치매의 문제점은 노인성 치매보다 뇌 손상 속도가 더 빠르게 나타나는 것은 물론 뇌영상검사(MRI)만으로는 정확한 진단이 힘든 경우도 많다는 점이다. 특히 젊은 사람은 '나이도 젊은 내가 무슨 치매?'라고 생각하기에 오히려 치매 진단에 어려운 면이 있다.

인지장애, 치매를 막아주는 보이차의 효과

젊은 치매가 늘어나는 이유는 다양하다. 우선 '디지털 치매'의 가능성이 있다. 뇌는 기본적으로 사용하지 않으면 점차 쇠퇴하는데 요즘 세대는 디지털 기기에 지나치게 의존하다 보니 뇌 사용량이 많지 않아 비교적 일찍 치매가 시작될 수 있다. 또 과도한 스트레스로 인해 코티솔의 분비가 많아지면서 뇌에서 기억을 담당하는 해마가 손상될 수 있다. 뇌세포의 생성과 재생이 방해받기 때문이다. 젊은 치매는 전체 치매 환자의 약 10% 정도로 알려졌지만, 아직 진단받지 않고 숨어 있는 환자까지 합치면 20%까지 올라갈 수도 있다.

알코올성 치매도 주의해야 한다. 한의학에서는 술로 인해 생기는 다양한 질병을 주상병(酒傷病)이라고 하는데 술은 열기가 강하고 독성이 있어서 체내의 정기를 고갈시키고 성품까지 변화시킨다. 심지어 발광(發狂) 증상도 나타날 수 있다고 경고하는데 이런 정신적 발광의 한 종류가 서양의학에서 말하는 알코올성 치매이다.

술을 반복적으로 많이 마시면 뇌의 기억을 담당하는 해마가 손상되는데 일시적인 '블랙 아웃(과음으로 잠시 기억을 잃는 현상)' 증상을 경험했다면, 이는 해마가 이미 손상되고 있다는 것으로 봐야 한다. 뇌 손상이 반복되면 뇌가 점점 쪼그라들고 회복할 수 없는 알코올성 치매로 발전한다. 이후에는 생활에 지장이 있을 정도로 자주 깜빡깜빡하고 사소한 일에도 짜증을 내며 갑작스럽게 불안하고 초조해질 수 있다.

그런데도 최근 술에 의지하는 젊은 사람이 많아졌다. 언론에는 위스키를 구매하기 위해서 매장의 오픈 전부터 줄을 서는 이른바 '위스키 오픈런'이라는 단어도 등장했다. 2023년 위스키 수입량은 3,400억 원으로 2007년 이후 최대치를 찍었는데 위스키 주 소비자가 젊은 사람들이라고 한다.

치매가 걱정된다면, 보이차에 함유된 카테킨 성분에 주목할 필요가 있다. 카테킨은 활성산소를 제거해 뇌세포의 노화를 늦추며 뇌 신경세포인 뉴런을 지킨다. 대체로 치매는 뉴런 간의 연결이 약해져서 기억력이 저하되어 발생한다는 점에서 카테킨은 매우 도움이 되는 물질이다.

또 일본 도쿄대학교 분자세포생물학 연구소의 신야 가즈오(新家一男)

박사의 동물실험 결과, 차에 함유된 카테킨 성분은 치매를 유발하는 베타아밀로이드 펩티드(beta amyloid peptide) 단백질의 축적을 억제하기에 차를 자주 마시면 치매 예방과 치료에 탁월한 효과가 있다고 한다.

2021년, 미국 오하이오대학교의 의대 연구팀에서는 50~74세 남녀 36만 5,682명의 건강 자료를 수집해 분석한 연구 결과를 발표했다. 이들 중에서 치매가 발생한 사람은 5,079명이고 뇌졸중을 한 번 이상 경험한 사람은 1만 명이 넘었다. 그런데 이 중에서 차를 매일 3~5잔 정도 마신 사람들의 치매와 뇌졸중 유병률이 가장 낮았다. 2016년 〈영양, 건강 및 노화〉 저널에 발표된 연구에 따르면 정기적으로 홍차를 마시면 치매, 신경인지장애의 발생 위험이 낮아지는 것으로 나타났다. 이 연구 결과는 직접 보이차를 활용하지는 않았지만, 보이차는 홍차의 유효성분을 그대로 품고 있다는 점에서 보이차에 관한 연구 결과라고 봐도 큰 무리는 없다.

국립 싱가포르대학교 연구팀에서도 비슷한 연구 결과를 보고한 바가 있다. 2017년 연구팀은 55세 이상의 성인 약 960명을 대상으로 7년간 차를 마시는 패턴을 확인하고 인지 기능을 측정했다(차의 종류는 상관하지 않았다). 그 결과 차를 거의 마시지 않는 사람에 비해 규칙적으로 차를 마시는 사람의 인지능력이 떨어질 위험이 50%나 더 낮았다. 무엇보다 중요한 사실은 알츠하이머 발병과 관련한 'APOE e4' 유전자를 가진 사람이 규칙적으로 차를 마셔 치매 위험이 86%까지 낮아졌다는 것이다. 연구팀은 카테킨 등에 의한 항염증, 항산화 효과가 뇌혈관 손상과 뇌신경

퇴화를 막는다고 보고했다.

　뿐만 아니라 차를 마시는 다도 생활을 습관화하면 주의력이 높아지고 뇌의 운동 속도도 향상되는 것으로 나타났다. 영국 뉴캐슬대학교의 연구팀은 85세 이상 노인 1,000명을 대상으로 차를 마시는 습관과 뇌 기능 관계를 15년간 연구했다. 그 결과 하루에 차를 5잔 이상 마시는 노인은 집중력이 높아지고 주의력이 오래 유지된다는 결과를 얻었다. 물론 차의 특정 영양성분도 도움을 주었겠지만, 이 외에도 다도의 과정에서 마음의 평정심을 가지게 되었기 때문이다. 또한 차와 물을 준비하고, 차에 끓인 물을 붓고, 우린 찻물을 찻잔에 따르고, 맛과 향을 음미하며 마시는 모든 단계에서 뇌가 활발하게 작동한다. 여기에 지인과 함께 대

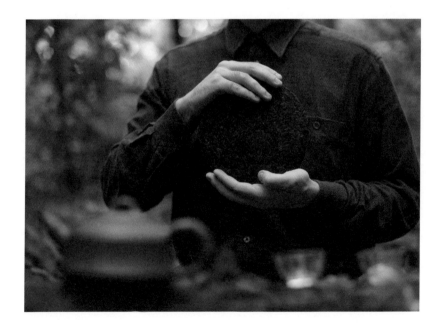

　　　　　　　　　　　　　건강을 마시는 습관, 보이차

화를 나누며 차를 마시면 서로 긍정적인 영향을 주고받게 된다. 이처럼 다도의 전반적인 과정과 차를 마실 때의 좋은 분위기가 뇌에 영향을 주는 것이다.

치매약은 큰 효과 없어

치매가 점차 심각해지기 시작하면, 병원에서 약을 처방받아 복용한다. 그러나 이런 약은 '치료제'라고 보기는 힘들고, 단지 증상이 더 심해지는 것을 늦추는 역할을 할 뿐이라는 사실을 알아야 한다. 효과도 눈에 띄게 나타나지 않는다. 고혈압이나 당뇨병 약은 눈에 보이는 수치를 개선하지만, 치매약은 그마저도 잘 알 수가 없다.

반면, 부작용은 많은 편이다. 식욕이 떨어지고, 메스껍고, 체중 또한 비정상적으로 빠르게 감소하기도 한다. 그런데 치매가 오기 전에 보이차를 꾸준히 마시면 치매 예방에 도움이 된다.

치매는 몸 전체의 문제이다

치매에 관한 큰 오해 중 하나가 치매를 단지 '뇌의 문제'라고 생각한다는
점이다. 이는 뇌세포나 뇌혈관에 이상이 있어서 생기는 질병이라고 보는
서양의학적인 견해이다. 물론 뇌 이상이 치매의 '직접적인 원인'이지만
한의학적 측면에서 치매는 몸 전체의 문제이다.

한의학에서는 기혈이 허약해서, 생체의 에너지가 부족해서 치매가 생긴
다고 본다. 몸 전체의 영양과 에너지가 부족하고 부실하다 보니, 자연스
럽게 뇌로 가는 영양과 에너지도 부족해지고 그 결과 뇌가 제대로 작동
하지 않는 상태가 된다. 또 혈전 때문에 치매가 생길 수도 있다. 뇌로 가
는 혈액량이 정상이고 혈관이 건강하다면 치매가 생기지 않을 것이다.
인체는 전체가 유기적으로 작동하며 각 기관이 끊임없이 상호작용을 하
기에 몸이 건강하면 뇌도 건강하고, 몸이 나빠지면 뇌도 나빠질 수밖에
없다. 몸의 다른 부분은 모두 건강하면서 오로지 뇌만 나빠질 리는 없는
것이다. 치매가 발생할 수 있는 원인에 대해서 조금 더 구체적으로 살펴
보자.

영위(營衛) 작용의 퇴화

영(營)은 음식물의 영양 작용이다. 건강한 음식을 규칙적으로 잘 먹으면
영의 작용이 활발해지고 뇌의 기능도 강해진다. 위(衛)란 방어, 보호를 의

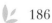

미하며 이 역시 음식물의 영양으로 오장육부에 기를 공급한다. 따라서 영위 작용이 약화되면 치매가 발생한다.

청양(淸陽)과 탁음(濁陰) 기능의 퇴화

청양은 체내에서 가볍고 맑고 상승하는 긍정적인 기운이다. 이 기운이 머리로 잘 올라가면 뇌 기능이 유지된다. 탁음은 체내에 있는 탁하고 걸쭉한 물질로 독소나 노폐물이다. 이것이 잘 제거되면 장 기능이 유지된다. 뇌와 장 기능이 건강하면 치매가 잘 발생하지 않는다.

칠정(七情) 조절 기능의 퇴화

사람은 성내고 근심하고 기뻐하고 슬퍼하고 놀라워하는 등 일곱 가지 감정(칠정)을 가지고 있다. 젊었을 때는 인내심도 강하고 자신을 잘 관리하지만, 나이가 들어 칠정이 조절되지 않으면 치매가 발생하기 쉽다.

이상과 같이, 한의학에서 치매는 영양과 에너지, 몸 전체의 맑은 기운, 독소와 노폐물 배출, 그리고 감정까지 총체적인 문제에서 비롯된다고 본다. 미래의 치매가 두렵다면 몸 전체를 잘 다스려야 한다.

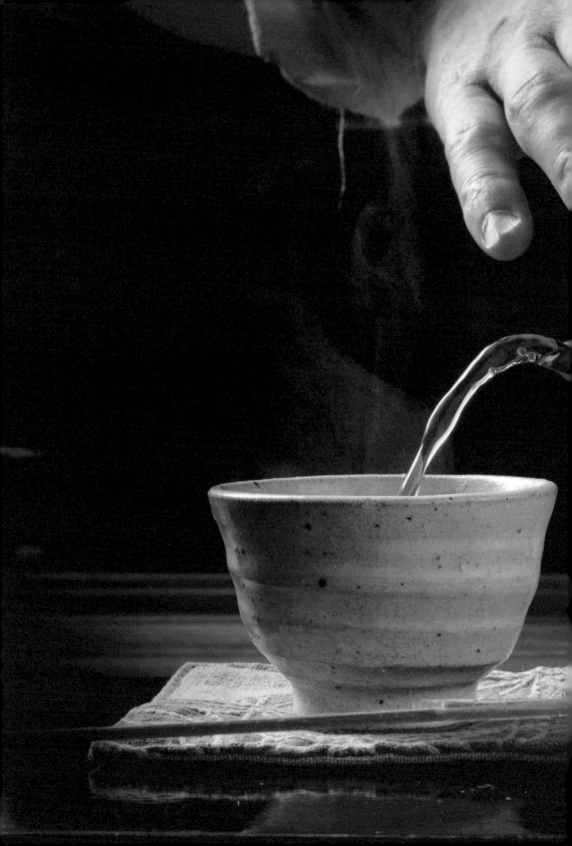

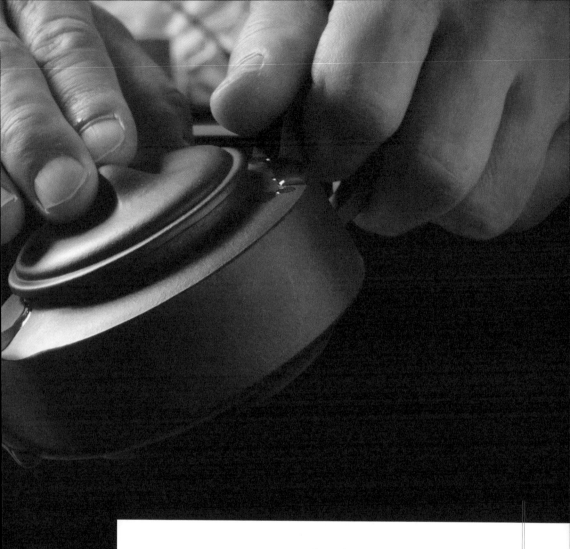

현대인의 피로와
스트레스를 해결하는
천연 영양제, 보이차

PU'ER TEA _ PART 04

한국인의 만성피로는 꽤 심각한 상태이다. 아직 질병으로 드러나지 않았다고 해도 매일 무거운 몸을 이끌고 일어나 하루 종일 개운하지 못한 상태로 활동하는 사람이 많다. 사소하게는 뼈마디에서 통증이 시작되는 것은 물론, 머리부터 발끝까지 아프지 않은 곳이 없다. 기억력과 집중력도 떨어져 삶의 질이 저하되곤 한다. 뭐라도 해보려고 각종 영양제를 들이붓지만 그로 인한 부작용까지 생기니 진퇴양난이라고 해도 과언이 아니다.

이제 보이차를 만난 만큼, 인공적으로 만들어진 모든 영양제에서 해방되어야 한다. 화학구조만 동일한 제품은 결코 인체에 올바른 건강 효과를 가져오지 않는다. 또 각성과 무기력을 반복시키며 중독을 일으키는 커피에서도 멀어져야 한다. 보이차는 모든 영양제와 커피를 대체할 수 있는 몸에 좋은 천연 영양제이다.

인공 영양제에
병들어가는 현대인

현대인의 영양제 사랑은 '집착' 수준이다. 다소 부족한 영양을 보충하겠다는 개념이 아니라, 아예 건강의 수호신이라도 되는 것처럼 영양제에 의지한다. 영양제 애호가는 계속 늘어서 2024년 기준 지난 3년간 13%나 증가했다. 전체 한국인의 45%가 영양제를 복용하는데 소득 상위층에서는 복용 인구가 50%를 육박한다.

한국에서만 그러는 게 아니다. 미국 역시 전체 인구의 52%가 매일 한 종류 이상의 비타민 보충제를 복용한다. 의료계에서는 전통적인 서양의학의 한계를 보완하기 위해 탄생한 기능의학(functional medicine)의 영향으로 영양제의 처방과 복용을 장려하는 분위기가 생겨났고, 임상적으로 유의미한 효과를 내고 있다고 말한다. 하지만 과도한 영양제 섭취는 생각만큼 효과가 없으며 남용으로 인한 부작용이 심각하다는 것이 서양의학계에서도 정설이 되고 있다. 여태껏 아무도 알려주지 않았던 인공 영양제의 진실이 여기에 있다.

인공 영양제는 흡수되지 않는 자연의 모방품

우리나라 건강기능식품 시장은 해마다 성장해 2016년 3조 5,500억 원가량에서 2020년에는 4조 9,800억 원으로 커졌고, 2030년에는 폭발적으로 증가해 25조 원이 될 것으로 전망한다. 그러나 이런 영양제의 과잉 복용에 의해 현대인은 오히려 병들어간다고 해도 과언이 아니다.

현재 시장에서는 영양제를 '합성 영양제'와 '천연 영양제'로 구분하지만 엄밀하게 천연 영양제는 존재하지 않으며, 합성 영양제보다는 '인공 영양제'라는 말이 좀 더 적합하다. 합성은 '둘 이상의 것을 합쳐서 하나를 이룬다'라는 의미로, 어딘가 영양학적으로 긍정적인 느낌이 포함되어 있다. 하지만 어감만 그러할 뿐 실제로는 우려되는 요소가 더욱 많기에 사람이 가공해 인위적으로 만들었다는 점에서 인공 영양제가 적합한 용어이다.

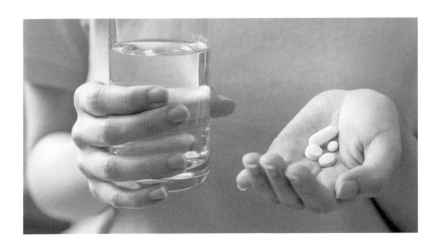

건강을 마시는 습관, 보이차

천연 영양제라고 하면 자연에서 얻는 과일, 채소에서 추출한 순수한 비타민과 미네랄이 떠오른다. 하지만 이는 사실과 다르다. 원재료가 자연식품이더라도 영양제의 형태로 만드는 과정에서 반드시 화학 첨가제가 들어가기 때문이다. 한국건강기능식품협회에서조차 "영양제를 만들 때 '천연'의 기준을 만족시키기가 상당히 어렵기 때문에 천연 영양제라는 것은 사실상 없다고 봐도 된다"라는 공식적인 의견을 내놓았다. 광고에 등장하는 '천연'이라는 말은 그저 홍보 문구에 불과할 뿐, 실제로 믿어서는 안 된다. 결국 만들어진 영양제 중에는 100% 천연 영양제가 거의 없고, 대부분 인공 영양제이다.

인공 영양제는 실험실에서 화학적인 방법을 동원하여 천연 성분과 같은 분자 구조로 만들어낸 것이다. '비타민C 영양제'라고 하면 일반적으로 귤이나 레몬 속의 신선한 비타민C가 들었다고 생각할 수 있다. 그러나 실상은 영양제의 구성성분 중 대다수는 발효 공정 처리된 옥수수 녹말과 옥수수 당이다. 여기에 각종 화학물질을 첨가해 만들어내기에 '아스코르브산(ascorbic acid)'이라는 화학적 구조만 같을 뿐이다. 강력한 항산화 물질로 알려져 있으며, 견과류와 씨앗류에 많이 들어 있는 비타민E도 마찬가지이다. 필름을 만드는 유화 과정에서 생기는 부산물을 정제해 제조하기에 견과류나 씨앗류와는 아무런 관련이 없다.

이러한 인공 영양제가 우리 몸에서 대부분 제 역할을 하지 못하는 이유는 비교적 간단하다. 예를 들어 못을 박아야 할 일이 있다고 생각해보자. 못을 박으려면 못이 있어야 하고, 망치도 있어야 한다. 아무리 단단하고 비싼 못이 한가득 있어도 망치가 없으면 못을 박지 못한다.

우리가 영양분을 섭취할 때도 이런 못과 망치의 관계가 충족되어야 한다. 하나의 영양소를 제대로 섭취하기 위해서는 그 영양소에 맞는 '보조인자'가 반드시 있어야 한다. 예를 들어 비타민C는 바이오플라보노이드(bioflavonoid)와 함께 섭취되어야 한다. 자연의 원물 식품에는 이 두 가지가 온전히 존재해 비타민C가 체내에 잘 흡수되어 그 효과를 발휘한다. 하지만 실험실에서 분자 구조만 똑같이 만들어낸 비타민C에는 이런 보조인자가 없기에 필연적으로 흡수에 문제가 발생한다. 현재의 기술로는 어떠한 방법으로도 자연의 식품에 든 비타민C와 똑같이 만들 수가 없으니 망치 없이 못만 잔뜩 마련해놓고 못을 박으려는 것과 같은 행위인 것이다.

인공 영양제와 간 질환의 밀접한 상관관계

대부분의 인공 영양제에는 일정한 형태를 유지하고 먹기 쉽게 만드는 부형제, 미생물의 성장을 억제·감소시켜 보존기간을 늘리는 보존제, 형질을 무르게 만드는 연화제 등 합성 화학물질이 들어 있는데 이들이 장기간 체내에 유입되면 소화와 흡수 과정에 문제가 생긴다.

심지어 인체는 이런 합성 첨가물을 외부의 이물질로 인식하기에 우리 몸은 이들을 처리하기 위해 더 많은 비타민과 미네랄을 소비한다. 또

한 간독성과 신독성도 문제가 될 수 있다. 간독성이란 우리가 섭취한 약물이 간에서 대사·해독되는 과정에서 독성물질이 발생해 간세포가 손상되는 것을 말한다. 신독성은 비슷한 이유로 신장이 손상되는 것을 말한다. '고작 영양제 몇 알 먹는다고 그렇게까지 될까'라는 의심이 드는 것은 당연하지만, 안타깝게도 이는 엄연한 사실이다. 미국의 보건 연구자들이 63개 병원의 응급실을 대상으로 내원한 환자들의 방문 이유를 조사한 적이 있다. 그 결과 건강보조식품의 잘못된 섭취로 응급실을 찾는 건수가 연간 2만 3,000건이나 되는 것으로 밝혀졌다.

같은 연구에서 1995년부터 2020년까지 중증 간 질환으로 간 이식을 기다리는 환자들을 조사한 결과, 건강보충제로 인한 간 질환 발생률이 점점 늘고 있다는 사실이 확인되었다. 심지어 이런 제품이 장 건강에 직접적인 손상을 준다는 사실도 밝혀졌다. 이스라엘 와이즈만 과학연구소의 연구원들은 건강한 지원자에게 먼저 항생제를 투여해 장내 유익한 박테리아를 상당수 죽였다. 그다음 이들을 두 그룹으로 나누어 한 그룹에는 아무것도 하지 않았고(대조군), 나머지 그룹에는 열한 가지 균주가 포함된 프로바이오틱스 보충제를 투여했다. 그러자 3주 뒤에 아무것도 하지 않은 그룹의 사람들은 장내 미생물 생태계가 저절로 정상으로 돌아왔다. 반면에 프로바이오틱스 보충제를 투여한 그룹은 5개월 뒤에도 여전히 정상으로 회복하지 못했다. 연구원들은 장 건강에 도움을 주는 것으로 알려진 프로바이오틱스 보충제가 오히려 정상적인 미생물들의 재군집을 방해했기 때문이라고 보았다.

또한 미국 의학계에서 권위 있는 의학 학술지인 〈미국의학협회지 (JAMA)〉에서 2007년 18만 명가량의 인공 비타민제 복용자를 대상으로 조사한 47편의 논문을 분석한 결과, '인공 비타민제는 효과가 없을 뿐만 아니라 오히려 사망률을 높인다'는 연구 결과를 내놓았다. 인공 영양제의 종주국인 서양의학계에서조차 이런 비판이 거세다는 점에서 우리가 깨달아야 하는 것은 무분별한 인공 영양제의 섭취를 중단하고, 이제 더는 인공 영양제에 의지하는 습관을 버려야 한다는 사실이다.

그리고 2004년, 미국 국립암연구소에서 발표한 연구 결과는 모두를 충격에 빠뜨리기에 충분했다. 3개의 대규모 장기 연구(코호트 연구)의 건강 데이터를 종합하고 건강한 성인 39만 명을 추적 조사한 결과, 종합 비타민을 먹으면 오히려 사망률이 높아진다는 결론이 나왔기 때문이다. 매일 종합 비타민을 복용해도 심장병, 암은 물론이고 다른 질환으로 인한 사망이 줄어들지 않았다. 이는 연령, 흡연 여부, 식단의 질 등 모든 요인을 고려한 결과로 쉽게 말해 그 누구에게도 종합 비타민이 어떠한 긍정적인 영향도 미치지 않았다는 말이다. 오히려 종합 비타민을 섭취한 사람의 사망률이 근소하지만 4% 더 높게 나왔다는 사실은 많은 이에게 배신감을 안겨줄 수밖에 없었다.

사실 앞서 언급한 인공 영양제의 문제점을 알고 있다면 이는 충분히 예견된 연구 결과이며, 어쩌면 너무도 당연하다고 할 수 있다. 화학구조만 같게 만들어낸 영양제는 자연 식품의 모조품일 뿐이며 우리 몸에 도움이 되기 어렵다. 이제라도 과감하게 인공 영양제에서 벗어나자. 충분히 검증되고 효과가 있는 보이차가 인공 영양제보다 몇 배나 더 우리를 건강하게 만들어줄 수 있다.

부작용 걱정 없는 보이차 마시기의 일상화

인공 영양제로 인한 심각한 부작용과 대비되어 보이차를 마시는 것에는 부작용이 거의 없다. 응급실에 실려 갈 일이 없고 간독성, 신독성이 생기지도 않는다. 다만 카페인에 민감한 사람은 두근거림과 불면증 등이 생길 수 있지만, 이 정도의 증상은 자신의 몸 상태를 알고 오후에는 주의해서 마시면 된다. 또 불면증이 발생하더라도 섭취를 일시적으로 중단하면 빠르게 원래의 상태로 돌아갈 수 있다.

보이차는 피 해독과 체온 상승을 위한 가장 쉽고 효과적인 해결책으로, 뜨거운 물만 부으면 바로 마실 수 있는 '천연 영양제'이다.

100세 시대, 차 마시기가 건강 수명을 연장한다

이제 고려시대나 조선시대 사람들은 꿈도 꿀 수 없었던 기대수명 100세 시대가 열렸다. 하지만 진정한 장수를 누리려면 차 마시기를 일상화해야 한다. 실제 고려시대, 조선시대에 차를 많이 마신 사람의 수명은 놀랍도록 길었다. 고려시대 귀족들의 평균수명은 37.25세 정도로 추정되지만, 늘 차를 가까이한 49명의 평균수명은 62.69세로 무려 25년이나 길었다. 조선시대의 평균수명 역시 30세 전후로 추정되지만, 차를 마셨던 266명을 조사하자 평균수명이 65.40세로 나타났다. 고려시대보다 더 늘어난 것이다. 또 1900년대부터 2010년까지 일반인의 평균수명은 54.07세였지만, 차를 마신 101명의 평균수명은 75.53세로 21세가량이 길었다. 한마디로 차 마시기가 주는 수명 연장의 효과가 엄청나다.

조선시대 왕의 평균수명은 47세 정도였다. 그런데 조선의 왕 중에서도 유독 장수한 사람이 있는데 바로 82세까지 산 영조이다. 영조는 흔히 '귀울림'이라고 불리는 이명 증상으로 심한 고통을 겪었는데 각종 한약을 먹고 그 증상을 상당히 완화시켰다. 하지만 계속 한약에만 의지하기에는 부담스러웠기에 선택한 것이 바로 차 마시기였다. 영조는 인삼, 생강, 귤피 등을 다양하게 조합한 차를 마시면서 건강하게 장수할 수 있었다.

이외에도 고려시대나 조선시대에 차를 마셨던 사람이 차를 마시지 않았던 사람에 비해 훨씬 오래 살았다는 기록은 많다.

건강을 마시는 습관, 보이차

일본에서도 마찬가지였다. 일본에서 녹차를 많이 생산하는 곳인 시즈오카현 사람들의 평균수명은 전국의 평균수명보다 길었고, 다른 녹차 생산지인 이에현, 가고시마현도 마찬가지였다. 다른 지역보다 녹차를 많이 마셨기 때문으로 풀이되는데 이들은 대부분 암 사망률도 낮게 나타났다. 100세 시대를 앞두고 있는 현대인들 역시 차를 즐겨 마시면 수명을 최대화하고, 건강하게 살 수 있다. 무병장수를 원하는 사람은 가장 먼저 차 마시기의 일상화에 나서야 한다.

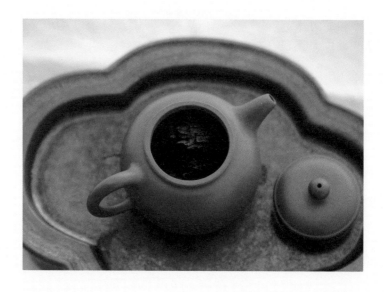

커피 대신 보이차를
마셔야 하는 이유

한국인은 커피를 유난히 좋아한다. 커피를 '생명수'라 부르고 커피 마시는 행위를 '수혈'이라고 하는 사람도 있다. 그래서인지 시장조사기관인 유로모니터의 2020년 조사에 따르면, 우리나라 성인 1인당 연간 커피 소비량은 367잔으로 프랑스에 이어 세계 2위를 차지하고 있다. 게다가 커피를 활용해 '커피믹스'라는 발명품까지 만들어냈다.

한국인이 커피를 좋아하는 이유에는 각성 효과에 더해 분명 건강상의 이유도 있다. 가끔 언론을 통해 커피 관련 실험 결과가 발표되는데 대다수는 우리 몸에 이롭다는 내용이다. 하루를 힘차게 시작하게 해주고, 뇌 활동을 촉진해 집중력을 높이고, 몸에도 유익하다니 마다할 이유가 없기도 하다.

그러나 진료 현장에서 보는 커피의 효능은 또 다르다. 단순한 부작용이 아니라 건강을 악화시키는 경우도 분명히 있기 때문이다.

건강을 마시는 습관, 보이차

커피, 빠른 효과만큼 부작용도 적지 않아

병원에 가면 의사나 간호사들이 커피를 마시는 모습을 흔하게 볼 수 있는 상황에서 일반인의 입장에서 '커피가 건강에 나쁜 영향을 미친다'고 생각하기는 쉽지 않다. 하지만 커피는 우리의 생각보다 많은 해악을 미친다.

우선 커피는 만성피로를 불러온다. 커피가 철분 흡수를 방해해 신진대사가 원활히 이루어지지 않기 때문이다. 만성피로에 시달리는 대다수 사람이 커피로 인한 카페인 중독 상태에 이르렀다고 해도 될 정도이다. 특히 수면의 질에 미치는 영향이 상당하다. 카페인은 뇌 신경세포의 기능을 억제하고 수면유도물질의 전달을 방해한다. 그러면 수면 주기가 불안정해져 수면의 질이 현저하게 떨어진다.

게다가 아드레날린 분비가 촉진되어서 불안하고 예민해진다. 아드레날린은 커피의 이중적인 모습을 보여준다. 커피를 마시면 기분이 좋아지고 활력이 생기는 것은 아드레날린 덕분이다. 하지만 아드레날린이 과도하게 분비되면 오히려 일상의 평온을 깨뜨려 무력감과 짜증으로 이어진다. 심지어 장기간에 걸쳐 커피를 마시면 뇌혈관이 수축하고 뇌에 영양을 제대로 공급하지 못하는 경우도 생긴다.

무엇보다 커피에 들어 있는 카페인은 중독을 부르는 물질이다. 카페인 공급이 끊어지고 12시간이 지나면서부터 금단증상이 발생해 24시간 후 최고조에 이른다. 가장 대표적인 증상이 두통, 불안, 피로, 구토, 가

습 두근거림 등이다. 이런 금단증상이 발생하는 이유는, 일단 카페인은 뇌로 빠르게 들어가는 성질을 가지고 있으나 3~4시간 정도가 지나면 혈중 농도가 감소하면서 그 효과가 현저하게 줄어들기 때문이다.

그렇다면 과연 어느 정도를 마시면 카페인 중독에 이를까? 우리나라 식약처의 카페인 일일 최대 권장 섭취량은 400mg(커피 4잔 정도) 정도로 알려져 있다. 문제는 우리가 마시는 1잔의 커피에 카페인 함량이 생각보다 높다는 점이다. 보통 1잔의 아메리카노에 카페인 100~150mg이 들어 있는데 최근 즐겨 마시는 대용량 아메리카노 1잔에는 290~490mg 정도가 들어 있다. 하루에 딱 1잔만 마셔도 중독에 이를 수 있는 셈이다.

그런데 앞서 이야기했던 권장량 400mg보다 훨씬 더 적은 양을 기준으로 제시하는 기관도 있다. 미국정신의학회에서는 약 250mg을 카페인 중독 기준으로 발표했다. 이에 따르면 일반적인 용량의 하루 2잔의 커피도 위험하다.

커피의 문제는 카페인만으로 그치지 않는다. 다수의 사람이 커피를 마실 때 다양한 토핑을 올리는데, 이 토핑의 대부분이 당이다. 시럽, 흑당, 크림 등을 커피에 얹으면 '카페인+당 폭탄 음료'가 만들어진다. 토핑을 얹은 커피는 몸에 들어가면 일시적으로 강한 에너지를 만들고, 쾌감을 불러일으킨다. 하지만 혈당이 빠르게 상승하는 혈당 스파이크 현상으로 인해 시간이 흐르면서 오히려 몸이 피곤해지고, 힘도 빠진다. 그러면 다시 단맛의 커피를 찾는 현상이 반복된다.

건강을 마시는 습관, 보이차

중독에 관한 걱정

그렇다면 아드레날린 분비, 중독과 부작용, 단맛에 따르는 문제와 관련해 보이차는 어떨까?

보이차에도 카페인이 들어 있다. 그러나 양이 그리 많지 않아 중독의 위험성은 거의 없다. 보통 커피 1잔 분량의 보이차에 든 카페인은 25~30mg에 불과하기에 중독의 문제에서는 자유롭다. 물론 매일 보이차를 마시던 사람이 갑자기 마시지 않으면 보이차가 생각날 수 있다. 하지만 실질적인 중독 증상인 불안감이 엄습한다든지, 심장이 떨리는 것과 같은 육체적인 중독은 없다. 보이차에 '중독'이라는 이름을 붙일 수 있다면, 차를 마시는 고요하고 차분한 시간에 대한 갈구 등 스트레스를 해소하려는 중독이다. 그러니 '부작용이 전혀 없는 중독'이라고 할 수 있다.

커피의 카페인과 보이차의 카페인은 인체 내에서 다른 작용을 한다는 점도 알아야 한다. 보이차에 함유된 폴리페놀은 카페인의 흡수를 막고 소변으로 배출시키며, 테아닌 성분은 긴장을 풀고 진정하는 데 도움을 주기에 카페인으로 야기되는 과도한 흥분을 줄인다. 결과적으로 설사 같은 양의 카페인을 섭취했더라도 보이차의 부작용이 훨씬 적다.

수분 보충이라는 측면에서도 커피와 보이차는 다른 양상을 보인다. 커피에는 이뇨작용이 있어서 약 두 배 이상의 수분을 보충해주어야 한다. 하루에 500ml의 커피를 마신다면 1ℓ의 물을 추가로 마셔야 하는 것이다. 그러면 하루 수분 필요량 1.5~2ℓ에 더해 무려 2.5~3ℓ의 수분을 섭취해야 한다는 결론이다. 이러니 매일 바쁜 일상을 살아가는 사람이라면 수분 보충을 깜빡하는 때가 잦아져 만성 탈수 상태에 이를 수도 있다. 물론 보이차 역시 일부 이뇨작용을 하지만, 그 강도가 커피만큼 강하지 않기에 만성 탈수를 걱정할 필요는 없다.

더구나 보이차는 설탕이나 시럽을 타서 마시지 않기에 당분으로 인한 부작용도 없다.

커피 애호가에게 갑자기 커피를 끊고 보이차를 마시라고 하면 거부감이 들 수 있지만 커피를 조금씩 줄이고, 보이차 마시기를 서서히 늘리는 방식이라면 누구나 적응할 수 있다.

녹차도 좋지만, 기왕이면 보이차

2000년대 초반부터 우리나라에 '웰빙 열풍'이 불면서 녹차를 즐겨 마시는 사람이 늘어났다. 지금도 건강에 이로운 녹차의 성분에 주목해 의식적으로 꾸준하게 마시는 사람이 많다. 물론 녹차에도 건강에 좋은 효능이 많지만, 문제는 그 성질이 차갑다는 것이다.

《본초강목》에는 '녹차를 차게 해서 마시면 담이 생긴다'라는 기록이 있다. 원래도 찬 성질의 녹차를 차갑게 해서 마시면 몸에 문제가 생긴다는 지적이다. 찬 음식은 기본적으로 몸에 좋지 않지만, 그렇다고 담이 생길 정도까지는 아니다. 하지만 차가운 녹차로 담이 생길 수 있다는 사실은 녹차의 성질이 어느 정도 찬지 짐작하게 한다. 특히 위가 좋지 않은 사람에게는 위에 강한 자극을 주어 속을 쓰리게 할 수 있다.

이런 차가운 성질로 인해 면역력에도 문제가 생긴다. 앞에서도 살펴보았지만, 체온과 면역력은 관련이 많다. 녹차의 좋은 성분이 몸에 이로운 작용을 해도 몸의 체온을 떨어뜨린다는 점에서는 그리 반길 수가 없다. 반면 보이차의 성질은 따뜻하다. 보통 차는 발효가 될수록 더욱 따뜻해지는 경향이 있기에 위가 약한 사람도 얼마든지 보이차를 마실 수 있다.

보이차의 호르몬 조절작용으로 삶의 질을 높이다

인간의 다양한 행동과 감정, 정서는 호르몬과 직접적인 관련이 있다. 어떤 면에서 인간은 호르몬에 의해서 통제된다고 봐도 무방하다. 공격성, 통제 욕구, 우호적이거나 친근한 성향, 성욕, 낙관성, 사랑과 애정, 쾌감과 우울, 근력 강화와 에너지 생성이 그렇다. 이 모든 호르몬 작용은 행복감에 지대한 영향을 미치고, 그 결과 삶의 질을 크게 좌우한다.

보이차의 탁월한 폴리페놀 성분은 중요 호르몬 분비에 좋은 작용을 한다는 점에서 매일 마시는 보이차는 일상의 행복감을 높일 수 있다.

폴리페놀의 다양한 성분이 호르몬 분비의 균형을 잡아줘

보이차에 함유되어 있는 폴리페놀 중 테아닌 성분은 세로토닌과 도파민 분비를 촉진하고, 카테킨 성분은 코티솔 수치를 감소시킨다. 보이

 건강을 마시는 습관, 보이차

차가 직접 관여하는 세로토닌, 도파민, 코티솔 호르몬이 체내에서 어떤 역할을 하는지 알아보자.

먼저 행복 호르몬 세로토닌만 잘 분비돼도 일상이 행복해진다. 균형 잡힌 세로토닌 분비는 식욕을 억제해 과식·야식을 막는다. 동시에 기초 대사량을 증가시키고 면역력 유지와 향상에 도움을 준다. 또 낮에 적절하게 분비된 세로토닌은 밤에 멜라토닌으로 전환되어 숙면을 이끈다. 숙면은 뇌의 인지 기능과도 관련되기에 노화가 진행되어도 뇌 기능에 문제가 생기지 않아 안정적으로 일상의 평화를 지킬 수 있다.

도파민은 강렬한 몰입감과 쾌감을 느끼게 해주기에 열정적인 삶을 살기 위해서 꼭 필요하다. 적절하게 분비되면 기분이 좋아지고 동기부여가 잘된다. 기억력과 집중력, 운동 능력까지 함께 높아진다. 너무 과도하게 분비되는 것도 위험하지만, 반대로 적게 분비되면 슬픈 감정에서 헤어나오지 못한다.

스트레스 호르몬 코티솔은 우리가 스트레스에 잘 견딜 수 있도록 하기 위해 분비된다. 다만 코티솔이 분비되면 외부의 스트레스에 저항하는 과정에서 심장박동과 호흡이 빨라지고 혈압이 상승하며 두통이 생길 수 있다. 물론 스트레스가 해결되면 정상으로 되돌아가기 때문에 큰 문제가 없다. 하지만 장기간 만성적인 스트레스에 시달리면 코티솔의 과다 분비로 면역체계가 약화되고 감염 저항력이 떨어진다. 결국 우리 몸은 견디지 못하고 망가진다.

이제까지 살펴본 세 가지 호르몬이 체내에서 적절하지 않은 방식으로 분비되면 식욕이 제대로 조절되지 않아 과식과 야식을 하게 되고, 잠을 잘 못 자서 늘 피곤한 상태에 있으며, 취약한 상태에서 스트레스를 받을 경우 정신적 붕괴까지 올 수 있다. 하지만 다행히 보이차에 함유되어 있는 여러 폴리페놀이 이런 호르몬 분비에 영향을 미쳐 부족하면 잘 분비되도록 촉진하고, 과도하면 농도를 낮추어 다시 균형이 잡히도록 돕는다.

뇌 건강과 당뇨병에도 긍정적 영향 미쳐

보이차의 테아닌 성분은 뇌파 중에서도 알파(α)파에 영향을 미쳐 세로토닌과 도파민을 조절해 감정 상태가 잘 유지되도록 하며, 식욕도 적절하게 제어한다. 집중력과 수면의 질 향상에도 관여한다.

테아닌이 분자 수준에서 어떤 영향을 주는지와 관련된 연구도 진행되었다. 우리 뇌에는 '혈관뇌장벽(Blood-brain barrier)'이라는 것이 있다. 뇌세포를 둘러싼 이 장벽은 혈관을 통해 외부 물질이 함부로 침투하지 못하도록 해 뇌를 지킨다. 그런데 테아닌 성분은 이 장벽에 걸리지 않고 뇌에 유입되어 호르몬을 분비하는 뇌하수체에 직접 작용해 호르몬 농도를 조절한다. 또 테아닌은 멜라토닌 분비를 촉진시켜 불안감, 우울감, 스트레스로 인한 신경 예민 증상을 해소하고 평온을 되찾게 해준다.

보이차의 탄닌 성분은 인슐린 호르몬에 관여해 혈당이 급격하게 상

건강을 마시는 습관, 보이차

승하는 것을 막아주며 혈당을 조절해 인슐린 수치를 안정시킨다. 보이차를 식후에 마시면 혈당 상승을 억제해 당뇨병을 완화시키는 데 효과적이다.

이처럼 보이차는 다방면으로 호르몬 분비에 영향을 주어 심신의 안정을 유도하며, 차분하고 평화로운 삶을 살아갈 수 있도록 큰 도움을 준다.

가속노화를 늦추는 '차 마시기' 습관

시간이 흐르면 누구에게나 노화가 찾아온다. 그런데 이 노화가 더 이상 모두에게 공평하게 오지 않고 있다. 생활습관이 나쁘면 '가속노화'가 이루어지기 때문이다. 40~50대에 치매 환자가 생기고 만성질환자가 늘어나고 과거보다 생활습관병을 10~20년 더 빨리 겪고, 건강하지 못한 몸으로 노년을 살아야 하는 사람이 많아진 것 역시 가속노화로 인한 결과이다.

가속노화를 막는 방법 중 하나가 '차 마시기'이다. 2024년 중국 쓰촨대학교 연구팀은 음료수가 생물학적 노화에 어떤 영향을 미치는지 연구한 결과를 발표했다. 연구진은 '노화를 막는 가장 좋은 방법 중 하나는 차를 마시는 것'이라고 밝혔다. 2년 동안 30~79세의 중국인 참가자 7,931명과 37~73세의 영국인 참가자 5,998명을 대상으로 이루어진 이 실험에서는 DNA 변화를 관찰하는 특수 혈액 검사를 통해 노화를 측정했다.

그 결과 '하루에 1잔 이상의 차를 마신다'라고 응답한 사람의 노화 속도가 늦춰졌고, 6~8g의 찻잎으로 3잔 정도를 마시는 사람의 노화 방지 효과가 가장 뛰어났다. 연구진은 차에 포함된 유익한 화학물질이 세포 손상을 줄이고 그 결과 장기가 더 오랫동안 활동하도록 해서 노화가 느려진 것이라고 했다. 또한 중간에 차를 끊고 더 이상 마시지 않은 사람은 생물학적 노화가 다시 가속화된다는 사실도 확인했다.

건강을 마시는 습관, 보이차

지금은 노화보다 '가속노화'를 주의해야 하는 시대이다. 무분별한 음식 섭취와 나쁜 생활습관은 자연이 준 수명을 눈에 띄게 단축시킨다. 제 수명을 살 수 없다니, 이는 무척 억울한 일이 아닐 수 없다.

자연이 준 수명을 제대로 누리고 저속노화를 원한다면 보이차 마시기를 습관화하자.

뇌와 마음을 쉬게 하고
질병을 이겨내는 다도 생활

현대인의 뇌 역시 '가속의 시대'를 살고 있다. 잠자리에서 일어나 다시 잠자리에 들기 직전까지 끊임없이 생각하고 고민하고 걱정하며 한시도 쉴 틈이 없다. 모두 과도한 스트레스가 주요 원인이다. 게다가 스마트폰이 생기면서 뇌는 더 빠르게 정보를 받아들이고 처리해야 하는 상황에 처했다. 이런 상태에서는 스트레스가 더욱 가속화되고 결국 질병으로 연결될 수밖에 없다.

우리 뇌는 때때로 멈추고 휴식하는 과정이 절대적으로 필요하기에 보이차를 마시며 잠시 쉬면서 충전하는 다도 생활이야말로 우리 뇌가 가속을 멈추고 심신의 평화를 찾도록 하는 좋은 습관이 된다.

차에 일가견이 있었던 조선 후기 실학자이자 서예가인 추사 김정희(金正喜, 1786~1856)는 자신의 다도 생활을 묘사한 다음과 같은 문구를 남겼는데 그 첫 시작이 바로 '고요히'라는 말이다.

靜坐處茶半香初 (정좌처다반향초)
妙用時水流花開 (묘용시수류화개)

고요히 앉은 곳, 차 마시다 향 사르고
묘한 작용이 일 때 물 흐르고 꽃이 피네.

차를 마실 때는 세상의 모든 번잡함에서 잠시라도 벗어나겠다는 마음을 가져야 한다. 하루 중 딱 30분 만이라도 나만의 시간을 갖겠다고 생각하면 누구나 고요해질 수 있다.

뇌를 쉬게 하는 최적의 시간

문제를 해결하려면 골똘하게 생각하고 고민해야만 한다고 여기는 사람이 많다. 그러나 실제로는 아무것도 생각하지 않고 휴식할 때 뇌가 오히려 활성화되어 다양한 아이디어를 떠올릴 수 있다. 2001년 미국의 뇌과학자 마커스 라이클(Marcus Raichle) 박사는 이를 '디폴트 모드 네트워크(DMN)'라고 명명했는데 수많은 연구를 거쳐 과학적 사실로 인정되었다. 고대 아르키메데스(Archimedes)가 왕관의 황금 순도를 알아내기 위해 골몰하던 중, 목욕하다 느닷없이 방법이 떠오른 것도 이런 과학적 원리 때문이다.

당시에는 '우연히 알아냈다'고 생각했지만, 사실은 뇌가 휴식하는 과정에서 오히려 더 긍정적으로 활성화되었기 때문이다. 이후 DNA에 대한 연구가 활발해지면서 휴식을 통해 뇌가 창의적으로 변한다는 사실이 확고하게 알려졌다.

문제는 일상에서 뇌 휴식 시간인 일명 '멍때리기'를 실천하기가 쉽지 않다는 점이다. 그전에 먼저 너무도 쉽고 간편하게 조작할 수 있는 스마트폰에 손이 간다.

하지만 뇌가 휴식할 수 있도록 하는 강력한 방법이 있다. 바로 차 마시는 시간을 갖는 것이다. 물론 짧은 시간에 차를 마치 음료수처럼 벌컥벌컥 마시는 것으로는 뇌를 쉬게 하는 효과를 발휘할 수 없다. 충분한 시간을 가지면서 제대로 된 다도를 실천해야 한다. 이는 보이차에 함유된 수많은 영양물질까지 흡수할 수 있으니, 뇌와 신체가 동시에 건강해지는 소중한 시간을 가지는 것이다.

제대로 다도 생활을 하려면 먼저 '차 마시는 시간'을 별도로 정해야 한다. '시간이 날 때 마신다'가 아니라, 특정 시간을 정해 30분 정도를 빼는 것이 좋다. 그러면 매일 규칙적으로 차를 마실 수 있기 때문이다. 가장 중요하게 '이 시간만큼은 스마트폰, 컴퓨터, TV에서 완전히 멀어지겠다'라고 결심해야 한다.

여기에서부터 뇌가 쉴 수 있는 '고요함'이 시작된다.

건강을 마시는 습관, 보이차

오감으로 느끼는 보이차

그다음 모든 감각을 동원해서 차를 즐겨야 한다. 일단 눈으로는 차의 색깔을 유심히 바라본다. 투명하면서도 맑은 보이차의 색을 잠시 즐긴다. 이제 코로 향기를 맡는다. 매번 맡을 때마다 새로운 향기를 가슴 깊이 받아들인다. 보이차는 발효의 정도에 따라 천차만별의 향이 피어난다.

그리고 차를 마시고 혀에서 온갖 감각을 세밀하게 느껴보려 노력한다. 달고, 쓰고, 부드러우면서도 깊은 맛을 최대한 받아들인다. 주위에 조금이라도 자연과 가까운 곳이 있다면, 그곳을 바라보면서 차를 마신다. 하늘, 나무, 꽃을 바라보거나, 피부에 스쳐가는 바람을 느낄 수 있다면 금상첨화이다.

마지막으로 따뜻한 차를 목으로 넘긴 후 위로 흘러 들어가는 과정을 눈을 감고 느껴본다. 좋은 보이차의 성분이 온몸으로 퍼지고 유익한 작용을 한다고 생각하면, 차를 마시는 과정에서도 행복을 느낄 수 있다.

또 하나 중요한 것은 이 모든 과정에서 호흡을 차분하게 하는 일이다. 깊게 들이마시고 천천히 내쉬는 과정을 반복하면 말초신경에까지 혈액순환이 이루어지고 자율신경의 균형이 잡힌다. 복잡했던 감정도 단순하게 정리될 수 있다.

다도에는 다양한 명상법들이 결합되기도 한다. 예를 들어 '이 순간을 감사하며 온몸으로 느끼기', '우주의 기운을 내 몸에 채우며 하나가 되는 것을 느끼기' 등이다. 이런 것까지 함께하면 좋다. 하지만 앞에서 말한

일련의 과정을 단 30분만 실천해도 뇌에 쉬는 시간을 줄 수 있다. 오전에 이런 시간을 갖는다면 하루 종일 상쾌하고 몸이 가볍다고 느끼기에 충분하며, 오후라면 하루가 차분하게 정리되고 마음이 안정되며 수면을 잘 취할 수 있다.

매일 이런 시간을 가지면 우리 몸은 스트레스에도 강해진다. 만성적인 스트레스 요인이 일상에 존재하더라도, 매일매일 다도를 하면서 스트레스를 풀어낸다면 일상의 번잡함에서 벗어나 진정한 평온을 경험할 수 있다. 다도의 시간은 뇌와 마음을 쉬게 하고 충전하는 시간이고 동시에 건강을 지키는 중요한 시간이 될 것이다.

보이차를 마시고 건강을 되찾은 사람들의 이야기

보이차에는 병원에서 처방받은 약에 없는 탁월한 항산화, 항노화, 항염증 효능이 있기에 건강을 잃고 여기저기 불편한 증상을 가진 사람들에게 좋은 치유작용을 한다. 당뇨, 고혈압, 고지혈증, 비만 등 생활습관병을 이겨내고 활기찬 하루를 살아가도록 도와줄 뿐만 아니라 암, 치매의 예방에도 큰 역할을 한다.

여기에 저자의 보이차 처방으로 호전된 환자들의 사례들을 실었으니 참고하기 바란다. 무엇보다 치유를 목적으로 보이차를 마실 때는 개인의 몸 상태와 체질에 따라 차의 종류와 복용량, 복용법이 달라질 수 있으므로 반드시 차 전문가나 한의사의 지도가 필요하다는 점을 명심해야 한다.

가난한 집안에서 태어나 오직 성실성과 부지런함을 무기로 열심히 살아온 장근복(가명) 대표는 이제 성공한 중견 기업가가 되어 안정된 삶을 누리고 있다. 하지만 20년간 직장생활을 하면서 모은 자금으로 45세에 창업을 해 10년 만에 성공을 거두기까지, 그야말로 쉴 틈 없이 달리다 보니 회사는 안정되었으나 몸과 마음은 지쳐 나가떨어질 지경이 되었다. 결국 장 대표는 65세에 아들과 딸에게 실무를 맡기고 편하게 일하려 했으나 오히려 자식들과 극심한 갈등을 겪으며 심한 스트레스를 받게 되었다. 자식들은 고지식하고 소심한 성격의 아버지가 투자에 소극적인 데 불만을 가지고 아버지의 회사 경영 방침에 반기를 들었다. 그로 인해 장 대표는 회사 일에서 완전히 손을 뗄 수밖에 없었고 불면증, 두통, 만성피로, 소화불량, 변비, 복부팽만감, 고혈압, 당뇨, 고지혈증 증상이 심해졌다.

주요 치료법

한약과 침, 매선침, 약침 치료와 뜸뜸(간접구), 부항요법 등으로 치료하면서 적극적인 생활습관 개선을 처방했다. 먼저 식사는 통곡물에 자연식 위주로 먹게 하고, 척추 경혈을 자극하여 기혈의 흐름을 원활하게 하기 위해 아침과 저녁으로 닥터선 선스파인 척추경혈마사지기를 사용하게 했다. 특히 심신의 안정을 위해 아침, 저녁으로 보이 숙차를 마시면서 마음을 다스리라고 권했다.

치료 경과 및 예후

치료를 하면서 보이 숙차를 마신 지 2주 정도가 지나면서 눈에 띄는 변화가 생겼다. 먼저 차를 마시며 마음이 많이 편해지면서 스스로를 되돌아보고 자식들과의 관계를 이해하게 되었다. 그러자 혈압, 당뇨, 고지혈증 수치가 떨어지면서 잠을 잘 자게 되고 더불어 만성피로와 두통, 소화불량, 변비, 복부에 가스가 차는 증상까지 개선되었다. 1개월 정도가 되자 심신이 더욱 안정되면서 불면증이 해소되었고 만성피로, 두통이 사라졌다. 2개월이 지나면서는 자식과의 관계가 좋아지고, 몸과 마음의 안정을 찾으면서 기력이 회복되어 매일 복용하던 고지혈증약과 당뇨약을 이틀에 한 번으로 줄여도 수치가 정상에 가까워졌다.

3개월이 지나자 체중이 많이 줄고, 일상적인 통증이나 불편함이 거의 다 개선되면서 당뇨, 고지혈증 수치 역시 더 좋아졌다.

※ 보이 숙차를 아침과 저녁으로 마시면서 심신의 안정을 도모한 것이 장근복 대표의 치유에 많은 도움이 되었다. 본인도 보이차를 마시는 시간이 스스로를 치유하는 시간이었다고 고백하면서 앞으로도 보이차를 아침과 저녁에 꾸준히 마실 것이라고 하였다.

하루 3회 보이차를 마시자
몸이 가벼워졌어요!
고혈압, 당뇨에서 회복된 부동산 임대·판매회사 운영 김종원 대표(62세)

김종원(가명) 대표는 20명의 직원을 두고 부동산 임대·판매를 하는 회사의 대표이자 본인 소유의 건물 여러 채도 직접 관리하고 있다. 그는 열이 많은 체질에 다혈질로, 불같은 성격 때문에 주변과 자주 마찰을 빚기도 했다. 게다가 하는 일이 많으니 만성피로를 달고 살았고 적지 않은 직원과 세입자 관리 일로 신경 쓸 일이 많아 스트레스를 받지 않는 날이 없었다.

김 대표는 스트레스를 주로 술을 마시면서 풀었다. 거의 매일 늦은 저녁에 두 병의 소주를 마시고 안주로 고기를 먹었다. 운동을 거의 하지 않았기에 살이 찌면서 고혈압, 당뇨가 생겼고 복부비만과 내장비만으로 지방간이 심한 상태였다.

한의원 내원 당시 혈압약에 당뇨약, 간 기능 개선제를 복용하고 있는 데다 체중이 계속 불어 몸이 항상 무겁다고 했다. 불면, 두통에 만성피로, 현기증까지 생기면서 성 기능 역시 많이 저하되었고 무기력감과 우울 증상에도 시달렸다.

주요 치료법

한약과 침, 매선침, 약침 치료와 뜸뜸(간접구), 부항요법 등으로 치료하면서 당장 술부터 끊게 하였다. 통곡물에 자연식 위주로 식사하며, 척추 경혈을 자극하여 기혈의 흐름을 원활하게 하기 위해 아침과 저녁으로 닥터선 선스파인 척추경혈마사지기를 사용하게 했다. 특히 심신의 안정을 위해 아침에는 보이 생차, 저녁에는 보이 숙차를 마시면서 몸과 마음의 안정을 취하라고 권했다.

치료 경과 및 예후

보이 생차와 숙차를 마시면서 체온이 상승하고 땀이 나면서 혈액순환이 활발해졌다. 무엇보다 마음이 편해지고 몸도 가벼워지는 것을 경험하면서 자연스럽게 점심 식사 후에도 차를 찾게 되어 하루 3회 보이차를 마시게 되었다. 치료와 병행해 술과 고기를 자제하니 2주 후 체중이 3kg 정도 빠지면서 컨디션이 눈에 띄게 좋아졌다. 1개월이 지나자 체중이 5kg 빠지면서 혈압, 당뇨의 수치가 떨어졌다. 만성피로와 불면, 두통과 현기증은 획기적으로 개선되었고 당연히 무기력감과 우울 증상도 호전되었다.

2개월이 지나 기력이 회복되면서 매일 복용하던 당뇨약을 이틀에 한 번으로 줄여도 수치가 정상에 가까워졌다. 그때까지 혈압약은 매일 복용하도록 하였다. 3개월이 지나자 체중이 7kg 빠지면서, 본인이 불편하게 느꼈던 많은 증상이 개선되었다. 당뇨, 혈압의 수치도 거의 정상으로 회복되었다.

※ 김종원 대표는 술과 육류를 끊고 보이 생차와 숙차를 아침과 점심, 저녁마다 마시면서 심신이 안정되고 체중이 줄었다. 내장비만과 피하지방 역시 줄어 고혈압, 당뇨 치료에 보이차가 많은 도움이 되었다. 김 대표는 부드러우면서도 독특한 맛의 세계를 보여주는 보이차에 매료되어 이제 보이차를 마시지 않는 자신은 상상조차 할 수 없다면서 크게 웃었다.

건강을 마시는 습관, 보이차

보이차 마시는 시간은
휴식과 충전의 시간입니다!
당뇨에서 회복된 사업가 성재경 대표(58세)

48세에 사업을 시작한 성재경(가명) 대표는 55세까지 해외를 제 집처럼 드나들며 수주를 받았고 공장을 더 세우기 위해 전국을 누비며 정신없이 회사를 키워나갔다. 그러다 코로나19로 갑자기 해외 수출길이 막혔고 덩달아 국내 경기까지 어려워졌다. 이미 회사를 더 크게 키우려고 투자를 많이 해놓은 상태라 당장 자금 압박이 시작되었다. 설상가상으로 이자율이 높아져 대출금 이자 갚기도 벅찬 상황에 놓였다. 할 수 없이 직원들을 정리했는데 그 과정에서 심한 분쟁을 겪을 수밖에 없었다. 불행은 늘 혼자 오지 않는다는 말처럼 가정적으로도 갈등이 생겼고 거듭되는 스트레스로 인해 몸에 문제가 생기기 시작했다. 갑자기 입이 마르고, 물을 많이 마셔도 갈증이 심하고, 소변을 자주 보고, 불면증이 생겼다. 체중도 5kg 이상이 빠지고 피로가 풀리지 않아서 병원을 찾으니 아니나 다를까, 당뇨 판정을 받고 당뇨약을 복용해야 했다.

주요 치료법

한약과 침, 매선침, 약침 치료와 별뜸(간접구), 부항요법 등으로 치료하면서 점심에는 밖에서 햇빛을 받으며 30분간 걷게 했다. 또한 아침과 저녁 식사 후에도 30분 이상 규칙적으로 걷게 하고, 통곡물에 자연식으로 식단을 바꾸게 했다. 척추 경혈을 자극하여 기혈의 흐름을 원활하게 하기 위해 아침과 저녁으로 닥터선 선스파인 척추경혈마사지기도 사용하게 했다. 특히 심신의 안정을 위해 아침과 저녁에 보이 숙차를 마시며 명상을 하듯이 심신을 조율하라고 당부했다.

치료 경과 및 예후

성 대표는 보이차를 마시면서 자신이 할 수 있는 일과 할 수 없는 일, 어쩔 수 없이 생기는 일, 포기해야 하는 일 등 모든 상황을 살짝 떨어져서 객관적으로 바라보게 되어 스트레스를 낮출 수 있었다. 자책과 짜증이 줄어드니 당연히 직장과 가정에서의 인간관계가 좋아지면서 몸이 편안해졌다. 치료를 시작한 지 2주가 지나면서 입마름 증상이 덜해지고, 소변 보는 횟수도 줄고, 수면의 질이 좋아졌다.

1개월이 지나자 체중이 더 이상 빠지지 않고 오히려 2kg 정도 쪄서 체력이 좋아졌다. 피로감을 덜 느끼게 되었고 당뇨 수치가 정상에 가까워졌으며, 표정도 밝아졌다.

2개월이 지나면서 몸과 마음이 더욱 회복되어 불편 증상들이 많이 해소되었고, 매일 복용하던 당뇨약은 사흘에 한 번 복용해도 당뇨 수치가 정상에 가까워졌다.

4개월이 지나자 정상 체중을 회복하였고 피로도 덜하며 수면의 질도

건강을 마시는 습관, 보이차

좋아지는 등 모든 증상이 호전되어 당뇨약을 끊게 되었다.

※ 성재경 대표는 보이 숙차를 아침저녁으로 마시면서 심신이 안정되어 빠졌던 체중과 당뇨 수치가 정상이 되는 데 큰 도움을 받았다. 성 대표는 보이차 마시는 시간이 자신을 위한 휴식과 충전의 시간이자 스스로를 돌아보는 귀중한 시간이 되었다고 했다. 보이차는 준비부터 여러 차례 우려 마시는 과정에서 '기다림의 미학'을 경험하게 된다. 특히 심리적 스트레스로 인한 어려움이 클 경우 다도 생활을 하는 것만으로도 좋은 효과를 볼 수 있다.

위가 편해지고 아랫배가 따뜻해지면서
이마에서 땀까지 납니다
당뇨에서 회복된 연구소 소장 박찬구 교수(60세)

본래부터 예민한 성격인 ○○ 연구소 소장 박찬구(가명) 교수는 소화 기능과 수면의 질이 좋지 않은데다 체력적으로도 약했다. 그런데도 책임감이 강해 연구원들의 월급을 주고 연구 실적을 올려야 한다는 부담감으로 늘 밤늦게까지 연구하고, 지방 출장과 해외 출장도 마다하지 않아 만성피로와 스트레스에 시달렸다. 그러다 요 2~3년간 부쩍 수면 시간이 짧아지고, 깊은 수면을 이루지 못해 심신이 항상 피곤한 상태였다. 운동도 거의 하지 못해 복부비만이 심해지고 규칙적으로 균형 잡힌 식사를 하지 못해서 소화불량, 위산과다, 위 쓰림, 위염, 역류성 식도염과 변비도 심해졌다. 그러다 갑자기 입이 마르고 갈증과 어지럼증이 심해져 병원을 찾아가 검사를 받아보니 당뇨병이라는 진단이 내려졌다.

주요 치료법

한약과 침, 매선침, 약침 치료와 별뜸(간접구), 부항요법 등으로 치료하면서 먼저 식사를 제시간에 통곡물과 자연식 위주로 하도록 했다. 또 음식을 천천히 씹어서 먹게 하고, 야식과 간식은 일절 삼가도록 했다. 식사

건강을 마시는 습관, 보이차

후에는 30분 이상 걷게 하고, 척추 경혈을 자극하여 기혈의 흐름을 원활하게 하기 위해 아침과 저녁으로 닥터션 선스파인 척추경혈마사지기를 사용하도록 했다. 특히 심신의 안정을 위해 아침과 저녁 식후에 보이 숙차를 마시고 반신욕을 하라고 권했다.

치료 경과 및 예후

박찬구 교수는 보이 숙차를 마시면서 소화 기능이 좋아졌고 배변 역시 편해졌다고 했다. 치료를 시작한 지 2주가 지나면서 소화불량, 위산과다, 위 쓰림, 위염, 수면의 질이 개선되었다. 1개월이 지나자 복부지방이 빠지면서 역류성 식도염과 변비도 개선되고 입이 쓰고 마른 증상, 갈증과 어지럼 증상도 더 개선되었다. 2개월이 지나면서 입마름과 갈증, 어지럼 증상이 거의 없어지고 깊은 수면 시간이 늘어나 심신이 편해졌으며 당뇨 수치는 정상에 가까워졌다. 4개월이 지나자 체중이 정상으로 회복되었고 숙면이 가능해져 보이차를 더 즐겨 마시게 되었다.

※ 박찬구 교수는 보이 숙차를 아침과 저녁 식후에 마시면서 소화기관과 장 기능이 개선되었다. 또 체중과 당뇨 수치도 정상으로 회복되었다. 박 교수는 보이차를 마시면 위가 편해지고 아랫배가 따뜻해지면서 이마에서 땀이 나 몸이 가벼워지는 것을 느꼈다며 보이차의 위력에 새삼 놀랐다고 했다. 아무리 바빠도 보이차 마시는 것은 빼먹지 않을 정도로 완전히 생활습관으로 자리 잡았고 보이차를 마시면 행복하니 점점 다도 시간을 늘리고 있다고도 했다.

당뇨뿐 아니라
술 해장과 해독에 좋습니다
당뇨와 알코올 중독에서 회복된 대기업 임원 유영현 이사(56세)

　유영현(가명) 이사는 젊을 때부터 일이 잘되었다고 한 잔, 승진했다고 한 잔, 스트레스를 받았다고 한 잔, 회식한다고 한 잔씩 술을 마시다 보니 주 5일은 술자리를 가졌다. 임원이 되고부터는 대외적으로 사람을 만날 일이 많아지면서 술을 더 가까이 했는데 그러다 보니 하루라도 안 마시면 오히려 불안하고 초조해져 쉬는 날에도 누군가를 불러내거나 그게 안 되면 집에서 혼자서라도 술을 마셨기에 알코올 중독 수준이 되었다. 당연히 몸이 버텨낼 수가 없었기에 어느 순간부터 온몸이 축 처지는 것 같고 입이 마르고 소변을 자주 봤다. 그래도 무시하고 있다가 직장 건강검진에서 이상 수치가 나와 병원을 찾았다. 결국 당뇨병과 지방간 판정을 받아서 약을 복용하게 되었다.

　병이 났음을 알고 나니 더 몸이 안 좋아지는 게 여실히 느껴졌다. 유 이사는 얼마 전부터 아침에 일어나기 힘들 정도로 몸이 무겁고, 얼굴이 부어올랐으며, 근래에는 식욕이 떨어지고, 소화가 잘되지 않으며, 배변도 시원하게 하지 못하고 설사를 자주 했다. 또 우측 옆구리 쪽과 하복부에 통증이 생기고, 아랫배에 가스가 심하게 찼다. 입이 너무 건조해서 자다가 깨고, 구역질도 자주 했으며, 머리가 무겁고 편두통이 생기면서 만사 귀찮아하는 성격으로 변했다.

주요 치료법

한약과 침, 매선침, 약침 치료와 별뜸(간접구), 부항요법 등으로 치료하면서 금주를 하게 했다. 식사는 통곡물에 자연식을 먹게 하고, 야식과 간식은 일절 삼가고, 식사 후에는 30분 이상 걷게 하였다. 척추 경혈을 자극하여 기혈의 흐름을 원활하게 하기 위해 아침과 저녁으로 닥터선 선스파인 척추경혈마사지기를 사용하게 했다. 특히 심신의 안정을 위해 아침과 저녁 식후에 보이 숙차를 마시고, 반신욕을 매일 하라고 권했다.

치료 경과 및 예후

보이 숙차를 마시면서 유영현 이사가 제일 먼저 느낀 변화는 소변 보기가 수월해진 것과 아침에 일어나기 편하고 부기도 덜하다는 점이었다. 처음에는 술을 단번에 끊기 힘들어 조금씩 줄이고 보이차를 진하게 많이 마셨다고 한다. 보이차를 진하게 마시니 술 생각이 적어지면서 피로가 훨씬 덜해졌으며 아침에 일어나기가 편해졌다. 또 얼굴이 덜 붓고 소화력이 좋아졌으며 위장이 활발하게 움직이니 배변도 시원하게 한다고 했다.

치료를 시작한 지 3주가 지나면서 무기력증이 개선되었고, 1개월이 지나자 피로감이 확실히 줄고 식욕이 생겼으며, 소화도 잘되면서 설사하는 횟수가 줄어들었고 우측 옆구리와 하복부에 통증이 덜 하고, 아랫배에 가스가 덜 찼다.

4개월이 지나면서 입이 건조한 증상이 완화되고, 숙면이 가능해졌으며 구역질도 거의 없어지고, 머리가 가벼워지며, 편두통도 거의 사라지고 술 생각이 별로 나지 않는다고 했다. 당뇨 수치도 정상이 되었다.

※ 유영현 이사는 보이 숙차 덕분에 금주 과정을 더 수월하게 넘겼다며 놀라움을 표시했다. 그러면서 자신의 주위에 있는 술을 많이 마시는 친구나 후배들에게 보이차 마시기를 적극 권하는 전도사가 되었다고도 했다. 보이차가 당뇨, 술 해장과 해독에 뛰어난 효능이 있다는 연구 결과는 쉽게 찾아볼 수 있는데, 유 이사의 경우 알맞은 복용량과 복용법을 잘 지켜 큰 효과를 보았다.

사업적으로 성공해도 몸을 돌보지 않으면
다 헛수고입니다!

당뇨와 고지혈증에서 회복된 고깃집을 운영하는 한동수 사장(60세)

공무원으로 정년퇴직한 한동수(가명) 사장은 고깃집을 크게 개업해 운영하고 있다. 공무원은 퇴직 후 일 벌이지 말고 가만히 연금 까먹으면서 살아야 한다는 말이 많았지만, 아직도 힘이 넘치는데 뒷방 늙은이 노릇을 하기에는 너무 아깝다는 생각이 들었다고 한다. 그렇다고 이 나이에 망해서는 안 되기에 개업을 철저히 준비했다. 잘되는 고깃집을 찾아다니며 좋은 고기를 공급받는 방법에 대한 조언을 듣고, 투자 설명회를 쫓아다니며 장소 선정과 경영 노하우에 대한 안목을 키우고, 실제 발품을 팔며 고깃집 자리를 보고 다녔다.

덕택에 가격이 합리적이고 반찬도 맛있다는 소문이 나면서 고깃집은 처음부터 잘되었다. 돈 버는 재미에 몸이 힘들어도 수면 시간까지 줄이면서 하루도 쉬지 않고 늦게까지 일했지만 몸을 돌보지 않았던 것이 큰 패착이 되었다. 언제부터인가 잠을 자면서 식은땀을 많이 흘렸고 아침에 일어나면 몸이 붓고 머리가 항상 무거웠다. 게다가 아랫배에 가스가 차고, 이명, 설사와 변비가 생겼다. 눈도 자주 충혈되고, 방귀가 심해졌으며, 소변을 시원하게 보지 못하고, 살이 갑자기 빠졌다. 아차 싶어 병원을 찾아갔더니, 아니나 다를까 당뇨와 고지혈증 진단을 받게 되어 약을 복용하기 시작했다.

주요 치료법

한약과 침, 매선침, 약침 치료와 뜸뜸(간접구), 부항요법 등으로 치료하면서 하루 7시간 이상 자는 수면 습관부터 들여야 한다고 강조했다. 또 낮에도 30분 정도 낮잠을 권하고, 식사는 통곡물에 자연식 위주로 먹게 했으며, 아침과 저녁으로 30분 이상 걷게 했다. 척추 경혈을 자극하여 기혈의 흐름을 원활하게 하기 위해 아침과 저녁으로 닥터선 선스파인 척추경혈마사지기를 사용하게 하고, 특히 심신의 안정을 위해 아침과 저녁 식후에 보이 숙차를 마시고, 반신욕을 매일 하면서 충분한 휴식을 취하라고 당부하였다.

치료 경과 및 예후

한동수 사장은 보이차를 마시면서 소변 보기가 수월해졌고 소화력이 좋아지면서 아랫배에 가스 차는 것이 덜해졌다. 치료를 시작한 지 3주가 지나면서 자면서 흘리던 식은땀이 줄었고, 몸이 붓지 않게 되었으며, 눈 충혈이 덜해지고, 방귀도 적어지고, 설사와 변비도 호전되었다.

1개월이 지나자 피로감을 훨씬 덜 느끼고, 수면의 질이 개선되었으며, 배변도 전보다 수월해졌고 몸이 가벼워졌다. 살이 조금 붙으면서 체력도 회복되었다.

3개월이 지나면서 입마름 증상이 완화되고, 이명이 좋아지고, 아침에 가볍게 일어나게 되었다. 몸에 활력이 생기면서 항상 무거웠던 머리가 개운해졌고 당뇨 수치와 고지혈증 수치도 정상으로 회복하였다.

※ 한동수 사장은 보이차를 아침과 저녁 식후 마시면서 몸이 전에 비해 훨씬 가벼워졌다고 했다. 또한 열심히 일하는 것만큼 휴식과 충전의 중요성을 알게 되었다면서 보이차를 마시면서 몸과 마음의 힐링을 매일 경험하고 있다고 강조했다. 특히 보이차를 혼자 마시기보다 가족, 주위 사람들과 함께 마시면서 대화를 많이 나눠 관계도 좋아졌다고 했다.

보이차를 열심히 마시고 질병을 극복한 기타 사례들

보이차만 마시고도 젊은 시절의 당뇨를 이겨낸

70대의 전직 직업 군인, 송지훈 씨

평소 운동을 즐겨 하는 건강한 직업 군인이었던 송지훈(가명) 씨는 갑자기 30대 중반인 1980년대 모계유전에 의해 당뇨병이 발병했다. 일주일 만에 체중이 8kg 감소하고 당뇨 수치가 급격하게 상승해 놀란 송지훈 씨는 마음을 다잡고 1~2년간 건강관리를 했으나 여전히 돼지고기, 소고기, 닭고기를 섭취하면 혈당이 급격히 상승하는 등 일상생활에서 어려움이 많았다. 체력까지 떨어져 심각하게 퇴직을 고민하던 중 한 지인에게서 보이차를 마셔보라는 권유를 받았다.

송지훈 씨는 더 나빠지지는 않을 테니 한번 해보자는 마음으로 보이차를 마시기 시작했는데 이후 육류를 섭취해도 혈당 수치가 오르지 않아 계속 보이차를 즐겨 마시게 되었다. 체력도 예전같이 회복되어 35년 근속으로 명예롭게 정년퇴직을 할 수 있었다.

"보이차는 제 인생에서 절대로 빼놓을 수 없는 주 음료가 되어 70세를 넘긴 지금도 안정적인 혈당 유지와 고지혈증이 없는 아주 깨끗한 혈관을 지키고 있습니다. 어깨에 짐을 지고 수십 킬로미터는 물론이고 수백 개의 계단도 오르내릴 수 있을 정도의 체력을 가지게 된 것이 모두 보이차 덕분이기에 누구에게나 강력하게 보이차를 추천드립니다."

송지훈 씨는 크게 웃으며 보이차 예찬론을 늘어놓았다. 그는 지금도 육류를 마음껏 섭취할 수 있다는 것에 특히 행복해한다. 자녀들에게도 보이차를 권해 지금은 온 가족이 차를 즐기는 것은 물론, 명절이면 모여서 아끼던 보이차를 꺼내 이름과 연도 알아맞히기 게임도 한다. 그는 주변 사람들에게 '보이차는 하늘이 내게 주신 최고의 선물'이라고 말한다.

보이차로 직장암을 이겨낸
50대 사업가, 임형택 대표

임형택(가명) 대표는 사업이 커지면서 남을 대접하고 대접받는 자리가 많아졌으며, 술과 담배를 즐겨 하고, 고량진미의 폭식을 일삼고, 주색잡기에 운동도 거의 하지 않는 생활을 오랫동안 했다. 그러다 보니 결국 만성피로와 지방간, 직장암 진단을 받아 의사로부터 직장을 절단하고 인공 항문을 다는 큰 수술을 해야 한다는 통보를 받았다.

그러다 직장암 수술은 후유증이 매우 심각할 수 있으니 우선 생활습관을 적극적으로 개선하면서 경과를 지켜보며 결정하자고 의사와 협의를 보았다. 그즈음 보이차가 항암에 좋고 장 건강에도 도움이 되니 보이차를 마셔보라는 지인의 권유를 받았다.

임 대표는 매일 7시에 일어나면 공복 상태에서 보이 숙차를 마셨다.

또 저녁에는 보이 생차를 마시고 중간중간 틈틈이 보이차를 들고 다니면서 1년 이상 꾸준하게 하루 2ℓ 이상을 마셨다. 주로 채소와 과일을 먹고 간식과 육류 섭취는 줄였다. 그러자 항상 느꼈던 피로감이 덜해지고, 위장이 좋아지고 있음을 느낄 수 있었다. 1년이 지나고 병원에 가서 종합검진을 받았는데 놀랍게도 상태가 많이 호전되어 직장을 제거하지 않아도 된다는 진단을 받았다.

임 대표는 지금까지도 건강한 생활을 이어가고 있는데 당연히 보이차를 더 즐겨 마시게 되었다.

건강을 마시는 습관, 보이차

다양한 보이차 활용법

얼굴 피부 미용

과거 한 여성 연예인이 TV 프로그램에서 보이차 피부 관리법을 소개했다. 보이차를 마시고 난 다음 다시 우려낸 물로 세안을 하거나 우유를 섞어 타월에 적셔 팩으로 활용한다. 또는 탈지면으로 찻물을 찍어 얼굴에 바른 후 3~4분 후 깨끗한 물로 씻어낸다. 이렇게 하면 노폐물뿐만 아니라 피부 속 독소 배출에도 효과가 있다. 보이차에는 비타민E와 카테킨 성분이 풍부해 피부 노화 방지에도 도움이 되고 미백효과 역시 볼 수 있다. 차갑게 이용하면 부기 완화에 좋다.

또 적당량의 밀가루에 달걀흰자, 꿀, 보이차 생가루, 미온수를 넣어 섞은 후 세안을 한 얼굴에 고루 펴 발라보자. 20분 경과 후 닦아내고 미지근한 물로 씻어내면 여드름이 사라지고 기름기가 제거되면서 피부에서 윤기가 난다.

목욕, 비듬 제거

조그만 천주머니에 보이찻잎 20~30g을 담아 따뜻한 물을 받은 욕조에 넣고 목욕을 한다. 각종 피부병 완화에 좋고 피부 각질층의 불순물을 제거하며 피부를 부드럽게 할 수 있다. 우려서 마시고 난 후의 찻잎을 활용할 수도 있다. 적당량을 망사주머니에 넣고 욕조에서 다시 한번 우려내

20분 정도 몸을 담근다. 혈액순환이 활발해지면서 피로가 사라지는 경험을 할 수 있다. 보이차에는 탁월한 천연 계면활성제 기능도 있어서 세척 효과가 매우 뛰어나다.

비듬 제거와 가려움증 해소에 효과가 있어 일반 샴푸로 감은 후 보이차 분말을 두피에 바르고 마사지를 약 1분간 한 다음 씻어내도 좋다.

베개, 눈 염증 개선

보이차를 마시고 난 후 찻잎을 모아 햇빛에 말린 다음 베갯속에 넣으면 보이차 특유의 향기를 맡으며 잠들 수 있다. 눈이 흐리고 침침한 증상과 비염에 좋다. 좀 더 효과를 높이려면 작은 수건을 보이 찻물에 적신 후 눈에 얹고 10분 정도 있는다. 눈의 피로를 해소하고 다크서클을 예방하는 것은 물론, 눈 주변의 염증을 없앤다.

탈취제와 비료

우리고 남은 찻잎을 잘 말려 다시백 등에 넣은 후 냉장고에 두면 여러 음식 냄새, 특히 김치 냄새를 잡을 수 있다. 신발장에 넣어도 좋다. 요즘은 작은 텃밭에 각종 채소를 기르는 사람이 많은데 우리고 난 찻잎을 텃밭에 뿌려두면 찻잎의 여러 성분이 흙에 스며들어서 영양분이 되는 것은 물론 벌레도 쫓아준다.

수육 요리
돼지고기와 소고기 요리에 사용하면 몸에 좋지 않은 포화지방을 제거할 수 있다. 고기를 보이차에 재면 부드러워질 뿐만 아니라 비린내도 잘 제거한다. 수육 고기 삶는 물에 보이차를 추가하면 고기 색도 진해져 먹음직스러워 보인다.

보이차 라떼, 요거트 스무디
보이차를 우려낸 물에 따뜻한 우유를 섞고 약간의 설탕을 첨가하면 보이차 라떼가 된다. 또 보이차에 요거트와 과일을 추가해 블렌더에 넣고 갈면 '보이차 요거트 스무디'가 된다. 단맛을 위해 약간의 꿀을 첨가해도 좋다.

 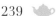

보이차의 구매와 보관,
마시는 법

보이차는 여느 상품과는 다르게 구매에서부터 보관, 마시는 법까지 신경을 써야 하는 부분들이 있다. 우선 가격 면에서 워낙 천차만별이기 때문에 과연 어느 정도의 가격대에서 구매해야 하는지부터가 의문이다. 또 보이차는 오래 두고 마실 수 있다고 하지만, 그것도 보관 방법에 따라 달라진다. 잘못 보관하면 애써 구입한 보이차를 더는 마시지 못하는 상황이 벌어질 수도 있기 때문이다.

더불어 마시는 시간도 중요하다. 약리작용이 있어 언제 마시느냐에 따라 우리 몸에 미치는 효과가 달라진다.

싸고 좋은 보이차를 구하는 것은 어렵다

시중 상품의 가격 결정 요인은 수요와 공급, 원재료의 가격, 투자한 자본과 인건비 등등이다. 그런데 보이차는 이런 요인으로만 결정되지 않는다. 상인들의 의도적인 왜곡까지 개입하기에 상당히 복잡하다. 그럼에도 몇 가지 명확한 선택의 기준들이 있다.

대형 차창의 명성은 중요하다

보이차는 어느 차창에서 만들어졌는지가 중요한 가격 결정 요인이다. 우리나라에서도 대기업에서 만들었다고 하면 어느 정도의 신뢰성이 담보되듯, 보이차도 대형 차창, 유명 차창에서 만들었다고 하면 일단 품질이 보증되기에 가격이 비싸지는 경향이 있다.

다만 개인 차창이라고 무조건 무시해서는 안 된다. 오히려 자신들만의 기술력과 전통에 대한 자부심으로 더욱 품질이 좋은 보이차를 만들어내기도 한다. 특히 가문의 명예를 걸고 보이차를 생산하는 개인 차창들이 여전히 존재한다. 따라서 대형 차창, 신뢰성 있는 개인 차창의 보이차를 구매하면 된다.

오래되면 비싸지고 몸에도 좋다

보이차에서 세월은 그 누구도 범접할 수 없는 절대적인 기준이다. 다만 이는 보이 생차에 해당하며 보이 숙차에는 적용될 수 없다. 특히 오랜 세월을 묵은 보이 생차는 그만큼 몸에 좋은 작용을 하고, 가격도 비싸다. 하지만 가격이 비싸다고 반드시 진품이라고 생각할 수는 없다.

맛은 무엇보다 중요하다

결국 보이차는 입에서 느껴지는 맛이 중요할 수밖에 없다. 맛있는 음식이 맛없는 음식보다 비싼 것은 너무도 당연하다. 목넘김이 부드럽고, 달고, 깨끗하고, 맑고, 자극적이지 않은 것이 오래된 차이며, 또 맛있는 차이다.

보이차의 세계에서 '싸고 좋은 보이차'를 구하는 것은 어렵다. 정말로 진품이며, 100년 이상 된 보이차를 저렴한 가격에 구매할 수 없다는 것이다. 다만 '좋은 차를 적절한 가격대'에 살 수는 있다. 이 말은 자신의 소비 범위 내에서 최대한 좋은 차를 선택하는 것이 가장 현명한 방법이라는 의미이다.

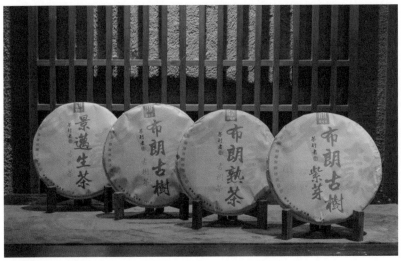

채엽 연도가 2014~2018년 사이인 다행자 보이차 4종. 왼쪽부터 경매고수 생차, 포랑고수 생차, 포랑고수 숙차, 포랑고수 자아차이다.

공복에 마셔도 될까?

보이차는 단순한 물이 아니라 약리작용이 있기에 마시는 방법도 알아야 한다. 우선 공복에 마셔도 되는가, 아니면 공복에는 피해야 하는가라는 논의가 있다. 보이차는 녹차보다는 순하기에 아침 공복 상태에서 마셔도 상관이 없고 그 흡수력이 더 뛰어날 수 있다. 하지만 '공복에 차를 마시면 어지럽고, 늦은 저녁에 마시면 잠들기 쉽지 않다'라는 사람들도 있으니 공복에 보이차를 마시려면 먼저 자신의 몸 상태를 잘 살펴야 한다. 또 공복에는 너무 진하게 우려내는 것은 피해야 한다. 카페인에 민감한 사람은 가슴이 심하게 뛰거나 어지러운 증상이 생길 수 있으며 식은땀이 흐를 수도 있기 때문이다.

식전에 보이차를 너무 많이 마시면 소화에 도움이 되는 타액의 효소가 옅어질 가능성이 있으니 가능하면 식후에 마시는 것이 좋다. '식후 차는 소화를 도와주고 점심때의 차는 정신을 차리게 해준다'는 말이 있다. 점심식사 후 마시는 것이 최적의 방법이라고 볼 수 있다. 우리 가족은 차를 아침, 점심, 저녁 3회 정도 계절이나 몸 상태에 맞춰 마신다.

한자리에서 성질이 다른 여러 차를 섞어서 마시는 일은 피해야 한다. 특히 보이차를 마실 때 녹차나 다른 황차 종류를 섞어 마시면 혈액순환에 다소의 문제가 생기는 경우도 있다. 다만 숙차와 생차를 섞어 마시는 것은 큰 문제가 없다. 또한 여름에는 생차, 겨울에는 숙차를 마실 수 있으며, 오전과 오후에도 각각 생차, 숙차를 번갈아 마실 수 있다. 개인별로 그 효과가 조금씩 다르기에 경험을 통해 어떤 방식이 자신의 몸에 맞는지 결정하면 된다.

한약을 복용하고 있다면 주의

한약을 복용하고 있는 임산부는 주의할 필요가 있다. 마시는 차와 약재 성분이 서로 충돌해 손발이 과도하게 뜨거워지거나 혹은 과도하게 차가워지는 증상이 생길 수 있으니 전문 한의사와 상의 후에 차를 마시는 것이 좋다.

일반인의 경우 한약이나 양약을 복용하고 있다면, 보이차와 1시간 정도의 시간차를 두어야 한다. 한약과 양약에 포함된 수십여 가지의 성분들이 자칫 보이차의 성분과 섞여 약효를 떨어뜨릴 수 있기 때문이다.

온도와 농도를 맞추면 더 효능이 좋아

'맑고 따뜻한 보이차는 장수하게 한다'는 말이 있다. 차는 너무 뜨겁거나 차갑게 마시면 오히려 위장에 좋지 않으니 30~50도 사이로 따뜻하게 마시는 것이 제일 좋다. 또한 너무 진하게 우리는 것도 좋지 않다. 보이차를 오랜 시간 다관에 담가둔 후 다음 날 마시는 것은 권장하지 않는다. 하루 이상 다관에 담겨 있으면 차가 너무 진해져서 위장에 부담을 줄 수 있기 때문이다. 또 색깔이 혼탁하게 변하고 건강에 미치는 효능도 현저히 떨어진다.

때로는 보이차를 우려 마시는 것이 아니라 끓여서 마시는 경우도 있는데 지나치게 오래 끓여서 마시는 방법 역시 권장하지 않는다. 보이차의 유효 성분이 감소하고 비타민이 파괴될 수 있기 때문이다.

보이차는 꾸준히 오래 마실수록 더욱 몸에 좋은 영향을 미친다. 중국의 명의인 화타 역시 '차를 오래 마시면 몸에 좋다'라는 말을 하였다.

명현현상도 알아두자

명현현상(暝眩現象)은 그간 몸에 축적되어 있는 독소와 노폐물이 급격하게 외부로 배출되면서 일시적으로 나타나는 이상 증상들이다. 그 증상은 사람의 체질과 상태에 따라 천차만별인데 설사나 복통, 어지러움 등이 생길 수 있다.

또 피부로 독소가 빠져나가면서 두드러기나 발진이 일어나기도 한다. 대장을 통해서 독소가 빠져나가면서 일시적인 변비 증상이 짧게는 2~3일, 길면 15일 정도까지 이어질 수도 있다. 다만 이 증상이 다른 질병에 의한 것은 아닌지 종합적으로 살펴야 한다.

최적의 보관법은?

보이차 보관에서 반드시 기억해야 할 것은 다음의 세 가지이다. 맑은 공기, 22~25도 사이의 온도로 직사광선을 피하는 곳, 65~75% 사이 습도이다. 이것을 기준으로 하면 어떻게 보관해야 하는지 알 수 있다.

이 조건을 갖춘 가정 내 최적의 공간은 어디일까? 봄과 가을에는 베란다가 가장 적당하다. 여름에는 온도가 너무 올라가기 때문에 실내가 좋다. 특히 장마철에 보이차를 베란다에 두면 습도가 너무 높아져 곰팡이가 필 가능성이 있다. 장마가 길게 이어지면 습도가 90%에 이를 수도 있기에 제습기를 통해 습기를 관리할 필요가 있다. 겨울에도 역시 실내가 좋은데, 인체가 쾌적할 정도로 가습기를 틀어주면 보관에 도움이 된다. 무엇보다 특정 냄새가 나는 곳은 피하고 통풍이 잘되는 곳을 선택해야 한다.

냉장고나 냉동고에 보관하면 장기간 변질을 막을 수 있다고 여길 수도 있지만 전혀 그렇지 않다. 오히려 통기성이 좋은 구운 옹기에 넣어두는 것이 더 적절한 선택이다. 특히 자연 유약으로 구운 옹기는 안팎의 공기 순환이 잘되어 좋다. 화학 유약을 바른 옹기라면 오염의 가능성이 있으니 피해야 한다. 참고로 시중에는 차 보관용 전통 옹기가 판매되고 있다.

종이박스나 플라스틱 용기에 보관하는 법도 생각해볼 수 있다. 종이박스는 공기가 통하기 때문에 상관이 없다. 지퍼백에 보관하려면 지퍼를 꼭 채우지 않고 살짝 열어놓으면 된다. 공기와의 접촉이 유지되어야 보이차 특유의 숙성된 맛을 유지할 수 있기에 과도하게 밀폐된 플라스틱 용기는 피해야 한다. 통풍이 비교적 잘되는 한지에 싸서 보관하는 것도 하나의 방법이다.

생차와 숙차를 동시에 즐기는 사람이라면 각각 따로 분리해서 보관해야 한다.

보이차를 간편하게 마시려면

간단한 차 도구인 월아배를 이용하면 간편하게 마실 수 있다. 월아배에 보이차를 넣고 물을 붓는다. 처음에 한 번은 차를 씻어내기 위해 버린 후 월아배에 두 번째로 물을 부어 3분간 우린 다음 머그잔에 따라 마시면 된다. 홍차는 찻잎을 부수어 쓰기 때문에 재탕을 안 하지만 보이차는 이와 같은 방식으로 3회까지 우려서 마실 수 있다.

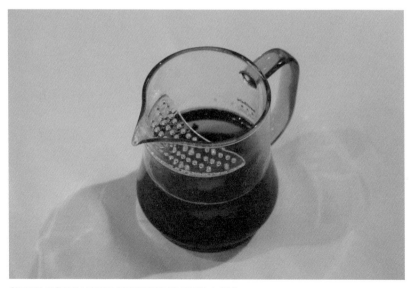

월아배를 사용하면 보이차를 간편하게 일상에서 즐길 수 있다.

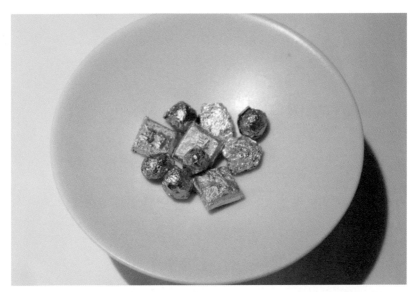

보이차를 우려내어 엿처럼 고아낸 보이차고를 이용해도 좋다. 보이차고는 숙차다고와 생차다고가 있는데, 숙차다고는 물에 쉽게 녹고 생차(고수차)다고는 엿처럼 서서히 풀어진다. 보이차고를 이용하면 머그잔이나 텀블러 등에 담아 마실 수 있기에 매우 편리하다.

건강을 마시는 습관, 보이차

음다에서 중요한 팽주의 예절과 순서

차를 마시는 모든 행위를 '음다(飮茶)'라고 하는데 여기에는 4대 요소가 있다. 차(茶), 물(水), 다기(茶器), 그리고 팽주(烹主)다. 팽주는 차를 대접하는 사람을 의미하며, 전체 음다를 주도하는 중요한 역할을 한다. 예로부터 음다의 절차와 팽주의 역할이 명확하게 정해져 있었고, 관련된 재미있는 고사성어까지 있다. 하나씩 살펴본다면 음다의 깊은 세계로 한 걸음 더 들어갈 수 있다.

음다의 순서와 팽주의 역할

1. **비구(備具)** : 다기 세트를 준비한다.
2. **영객(迎客)** : 물을 끓여 손님 맞을 준비를 한다. '맑은 샘물이 끓는다'는 의미에서 청천출비(淸泉出沸)라고도 한다.

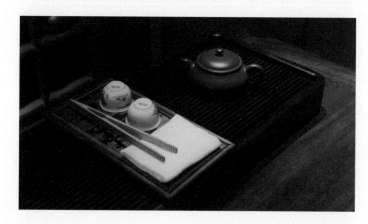

3. **난호(煖壺)** : 자사호에 뜨거운 물을 부어 적신다. 맹신임림(孟臣淋霖)
   이라고도 한다.

4. **입차(入茶)** : 준비한 차를 다호 안에 넣는다. 자사호를 궁궐에 비유해
   서 오룡입궁(烏龍入宮)이라고도 한다. 차가 뜨거운 물을 만나 깨어난
   다는 의미에서 성차(醒茶)라고도 한다.

5. **세차(洗茶)** : 첫 번째 찻물로 차를 씻어준다. 두 번째 물을 부은 후 충
   분히 우려내는 것을 '관공이 성문을 순찰한다'라는 의미에서 관공순성
   (關公巡城)이라고도 한다.

6. **난배(煖杯)** : 찻잔을 데워준다.

7. **봉황점두(鳳凰点頭)** : 봉황이 인사하듯 차를 왼쪽의 찻잔부터 따른다.
   '한신이라는 장군이 병사를 점호하듯이 끝까지 우린 차를 따른다'는 의
   미에서 한신점병(韓信点兵)이라고도 한다. 자사호를 높이 들어서 우
   린 차를 따르는 것은 현호고충(懸壺高冲)이라고 한다.

8. **감상탕색(鑒賞湯色)** : 탕의 색을 감상한다. '옥처럼 고귀하고 진한 찻
   물을 감상한다'는 의미에서 옥액총즙(玉液瑽汁)이라고도 한다.

9. **희문유향(喜聞幽香)** : 반가운 차의 향기를 음미한다.

10. **세품가명(細品佳茗)** : 세심하게 차의 향기와 맛을 즐긴다.

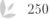

자사호의 필요성과
사용법

차를 우려낼 때 사용하는 작은 주전자 모양의 도기를 '다호(茶壺)'라고 한다. 중국에서는 보이차를 우릴 때 다른 차와는 좀 다른 특별한 다호를 사용하는데, 이를 '자사호(紫沙壺)'라고 부른다. 어차피 차를 우려내는 과정은 다 비슷한데 굳이 보이차만 자사호를 사용할 필요가 있느냐는 의문이 들 수도 있다. 게다가 차는 뜨거운 물로 우려내는 것이니, 다호 자체는 크게 중요하지 않다고 여길 수도 있다.

맛과 향, 온도까지 잡는 친환경 재료의 자사호

하지만 자사호는 그저 멋으로 사용하는 다구가 아니다. 보이차를 우려내는 용도로 최적화되어 있기에 정말로 보이차의 깊은 맛을 느끼고 싶다면 자사호는 꼭 필요한 다구 용품이다.

먼저 다호가 중요한 이유는 우려낸 차의 성질과 다도의 행위에 적지 않은 영향을 미치기 때문이다. 예를 들어 '열전도율'을 보자. 열전도율이 높은 재료로 만든 다호라면 우려낸 차가 다소 빠르게 식을 가능성이 있고, 차를 우려낸 직후 다호를 손으로 잡기가 뜨거워서 차를 따라 마시는 데에도 방해가 된다. 혹여 뜨거운 물과 차가운 물을 번갈아 담으면 그 높은 열전도율 때문에 깨질 우려도 높다. 더 나아가 공기가 잘 통하지 않거나 흙냄새가 배어 나오는 다호라면 보이차의 향미를 오히려 잡아 먹는다.

　　차를 즐겼던 고대 중국인이 최적화된 다호를 만들 수 있는 흙을 찾고, 제작법을 연구해서 점점 발전시켜온 것이 자사호이다. 이름의 의미를 풀어보면 '자사(紫沙)라는 흙으로 만든 다호(茶壺)'라는 것이다.

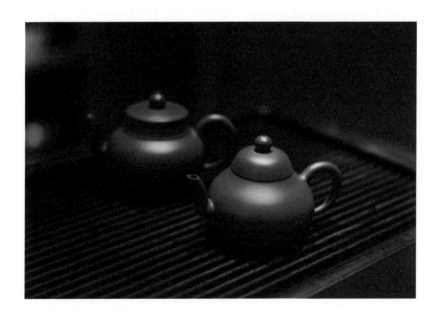

건강을 마시는 습관, 보이차

자사는 중국 강소성(장쑤성)에서 채굴되는 독특한 색깔과 성질을 지닌 흙으로 처음 채굴했을 때 보랏빛을 띠고 있어서 '자사'라고 불린다. 다만 가공 과정에서 이 보랏빛은 사라지고, 다른 흙이나 광물질을 섞기에 붉은색, 녹색 등 다양한 자사호가 만들어진다.

　자사는 강소성 일대의 노상에서도 흔히 볼 수 있지만, 보통 갱도를 길게 뚫어서 채취한다. 채굴된 자사는 일견 단단해 보이지만, 물에 젖으면 손으로도 쉽게 모양을 잡을 수 있어 다양한 그릇을 만들기에 좋다. 이런 성질을 가소성이라고 하는데, 가소성이 높다는 것은 흡수성과 투과성이 좋다는 의미이기도 하다. 특히 자사호는 유약을 바르지 않아도 되어 그만큼 공기가 잘 통해 차맛이 우수하다. 자사호에 담긴 보이차가 쉽게 상하지 않는 이유도 공기가 잘 통하기 때문이다. 제작 과정에서 그 어떤 화학물질도 사용하지 않아 인체에 완전히 무해하다는 특징도 있다.

　자사호는 열전도율이 낮아 차를 우리기에 매우 편리하고 차 온도가 서서히 내려가 차를 마시는 내내 따끈한 온도를 유지한다. 뜨거운 물을 부은 다음 바로 손으로 잡아도 전혀 뜨겁게 느껴지지 않는다. 차향이 자사호에 잘 스며들어, 일정 기간 꾸준하게 사용하면 차를 넣지 않고 물만 넣어도 차향이 피어오른다. 따라서 세척할 때 절대로 세제를 사용해서는 안 되고, 그냥 물로만 헹궈야 한다.

　자사호는 일반 토기 그릇보다 훨씬 더 많은 시간과 정성을 들여 만든다. 흙에서 불순물을 제거하고 1개월의 숙성을 거치고 나서야 비로소 주전자 모양으로 빚어 가마에서 구워낸다. 수년간의 숙성을 거친 후 만들어지는 자사호도 있다. 심지어 10년 이상 묵힌 것도 있는데, 이를 '늙은 진흙'이라는 의미에서 노니(老泥)라고 부른다. 노니는 매우 비싼 가격에 거래된다.

이렇듯 일반 찻주전자보다 정성과 시간이 더 많이 들이기 자사호의 가격은 싼 편이 아니다.

보기에도 좋고 편하게 사용할 수 있어야

중국의 차문화는 수천 년이 되었지만, 자사호의 역사는 그만큼 길지 않다. 최초의 자사호는 명나라 시절인 1500년대에 한 스님이 만든 것으로 전해진다. 늘 차를 즐기던 스님이 자신만의 주전자를 만들었는데, 그것이 자사호의 유래라는 말이 있다.

처음에 자사호는 실용성만 두드러졌지만, 오랜 기간 명맥을 이어오면서 예술작품으로까지 승격되었다. 특히 청나라 때는 문인들이 직접 자사호를 제작하면서 글과 그림을 넣어 예술적 가치가 높아졌다. 심지어 유명 작가의 예술성이 담뿍 담긴 자사호가 예술 분야의 상을 받기도 했다. 중국에서는 억 단위 가격의 자사호도 만들어지며 자사호 판매 시장이 매우 활성화되어 있다.

특히 자사호에는 글이 많이 적혀 있는데, 때로는 철학적인 내용도 있다. 예를 들어 '다만 이 산중에 있다'라거나 '물을 마시면서 근원을 생각한다' 등이다. 하지만 자사호 자체의 질감을 잘 느낄 수 있도록 아무런 글자나 문양이 없는 자사호를 선호하는 사람도 있다.

자사호의 선택법도 알아두자

큰 원칙은 보기에 아름답고 균형과 수평이 잘 잡혀 있으며, 차를 마시기에 불편함이 없어야 한다는 것이다. 일부 사람은 자사호에 사용되는 자사의 품질을 논하기도 하지만, 사실 일반인은 거기까지 알기가 힘들 뿐더러 제작 과정을 모르니 그렇게 세밀한 부분까지 평가하기는 쉽지 않다.

다호와 뚜껑이 잘 맞는 것도 매우 중요하다. 빈틈이 있으면 차향이 빠져나갈 수 있기 때문이다. 또 차를 따를 때 한쪽으로 기울지 않고 안정적이어야 한다. 힘이 있는 포물선 형태를 그리면서 찻물이 나오고 완전히 기울였을 때 더 이상 내부에 차가 남아 있어서는 안 된다. 한 손으로만 들었을 때도 무겁지 않고 편한 것이 좋다. 또 손으로 두드려보았을 때 맑은 소리가 나야 한다. 둔탁한 느낌이라면 내부에 균열이 있을 수 있다. 다만 자사호 매장에서 구매하지 않은 제품을 너무 세게 두드려보는 것은 실례일 수 있다.

눈으로 보는 즐거움도 감안해야 한다. 풍부한 광택과 윤기가 자사호 전체에 퍼져 있어야 한다. 내부가 깨끗하고 광택이 있는지도 살펴야 한다.

마지막으로 색에 따른 자사호의 선택 기준도 있다. 자사호는 붉은색, 노란색, 보라색, 녹색, 검은색을 띤다. 이 중에서 보이차를 마실 때는 붉은색 자사호가 가장 좋다. 일단 자사토의 성질 그 자체를 가장 많이 가지고 있으며, 기공이 넓어서 공기가 잘 드나든다. 그다음으로는 보라색, 검은색을 선택하는 것이 좋다.

자사호의 개호 방법

자사호를 구매했다면, 제일 먼저 개호(開壺) 과정을 거쳐야 한다. 개호는 '다호(茶壺)를 연다, 깨운다'라는 의미로 중국인은 '가꾸다, 기르다'라는 뜻에서 양호(養壺)라고 부르기도 한다. 횟수는 한두 번 정도면 되지만, 어떤 사람은 개호 작업에만 1개월의 시간을 쏟기도 한다. 심지어 개호를 전문가에게 맡기기도 한다. 하지만 일반인은 집에서 간편하게 하는 것만으로도 충분하다.

자사호가 잠길 정도의 물을 넣은 냄비에 뚜껑을 분리해서 담근 뒤 끓인다. 물이 팔팔 끓으면 불을 줄여 약불에서 20~30분 더 둔다. 이 과정을 두 번 정도 반복한다.

이렇게 끓이는 이유는 자사호에 있는 미세한 기공을 뚫기 위해서이다. 기포가 많이 올라오면 기공이 잘 뚫린 것이다. 마지막으로 끓일 때 소량의 보이차를 넣어주면 보이차의 향이 조금 스며든다. 다 끓인 자사호를 냄비에서 꺼내지 않고 약 4~5시간 그대로 둔다. 이 과정에서 보이차의 향이 더 깊고 강하게 스며든다. 이후에 물로 씻은 다음에 본격적으로 사용한다.

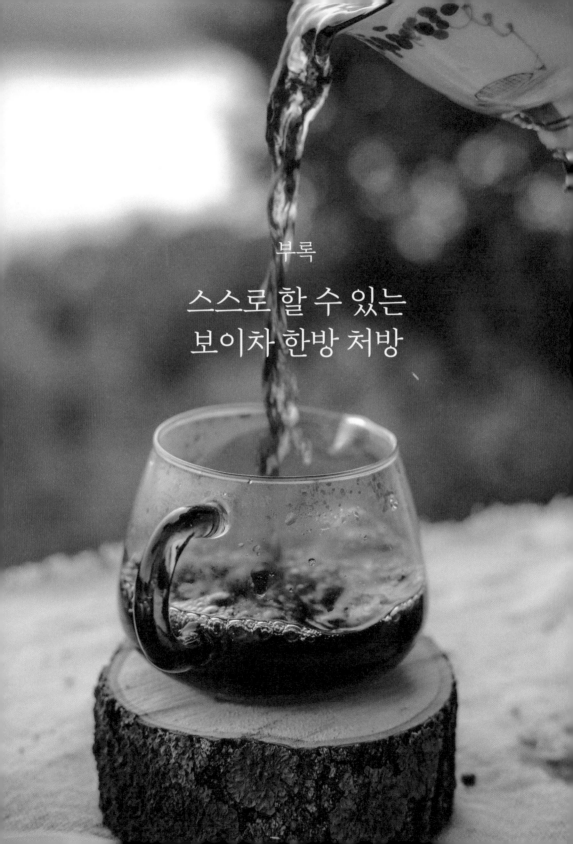

부록

스스로 할 수 있는
보이차 한방 처방

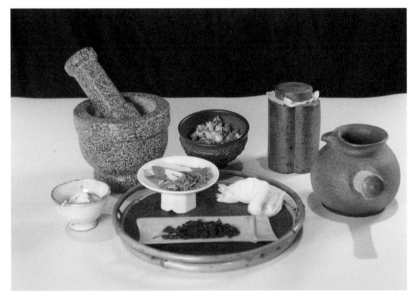

다양한 한약재와 보이차

보이차를 한약재들과 함께 우려내면 그 효능이 더욱 극대화된다. 예로부터 많은 사람이 우리 몸에 유익한 작용을 하는 다양한 '보이차＋한약재' 활용법을 찾아왔는데 이렇게 효용을 극대화한 보이차 한방 처방은 우리 몸이 다방면으로 건강을 유지할 수 있도록 큰 도움을 준다.

여기 소개한 약재들은 한약재를 취급하는 대다수 재래시장에서 손쉽게 구할 수 있다. 자신의 몸 상태에 맞는, 약이 되는 보이차를 마시려면 시도해보자.

복용법은 우선 약 300㎖의 끓는 물에 약재만 넣은 후 중불에서 5분간 더 끓인다. 그다음 불을 끄고 찻잎을 넣은 후 취향에 맞게 1~3분가량 우린 다음에 걸러서 마시면 된다. 하루 1회 마신다.

다이어트와 비만 예방을 위한
보이차+창이자

처방 : 보이 숙차 4g, 창이자 1g

창이자(蒼耳子)는 국화과에
속하는 식물인 도꼬마리의
열매로 빳빳한 털이 빽빽하
게 나 있어 선뜻 손대기가
두려우나 한방에서는 중요
한 약재로 쓰인다. 냄새가
없고 맛이 맵고 쓰며 성질
은 따뜻하다. 약간의 독성

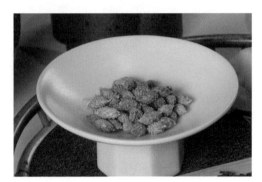
창이자

이 있기에 절대 생으로 섭취해서는 안 된다. 다행히 볶거나 차로 끓여 마시면
독성이 제거된다.

효능 : 항염, 혈당 강하, 백혈구 감소 방지, 지방 대사 촉진, 노폐물 제거의 효능
이 있다. 체지방을 제거하고 피부 염증 개선에도 좋아 다이어트와 함께 피부
미용에도 도움이 된다.

적응증 : 수족냉증, 하복냉증, 위장장애, 소화불량, 변비

고혈압 예방과 개선을 위한
보이차+감국

처방 : 보이 숙차 4g, 감국 1g

가을에 피는 국화(菊花)는
건강에도 많은 도움을 준다.
관상용 국화는 독성이 있을
수 있고, 설사 없더라도 농
약을 많이 사용한다. 약재로
사용하는 국화를 '달콤한 국
화'라고 해서 감국(甘菊)이
라고 한다. 약간 차가운 성

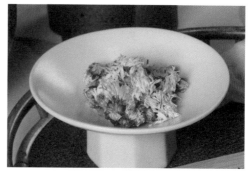

감국

질로 향기가 마음을 진정시키고, 두통과 어지럼증도 개선한다.

효능 : 혈액순환 개선, 위장 기능 활성화, 몸의 열을 낮추고 간과 눈도 좋아지게
한다. 비타민C가 풍부해 체내의 활성산소를 제거하고 피부를 아름답게 만들
어준다. 머리의 열을 내려주고 두통을 완화시킨다.

적응증 : 고혈압, 고지혈증, 두통, 어지럼증, 기혈순환장애, 구역감, 위장장애, 소
화불량, 울화병, 가슴답답증, 경도인지장애, 치매

고지혈증 개선에 좋은
보이차+갈근

처방 : 보이 숙차 4g, 갈근 1g

칡뿌리를 말하는 갈근(葛根)은 전통적인 한약재로 오랫동안 사랑받아왔다. 약간의 쓴맛과 특유의 향을 지니고 있어 차나 음료로 즐기기에도 좋다. 과잉 섭취하면 부작용이 있으니 적당하게 마셔야 하고 성질이

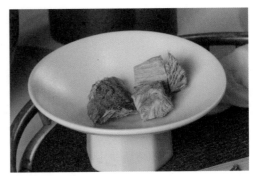

갈근

차갑기에 냉한 체질의 사람은 조심해서 섭취해야 한다. 《동의보감》에는 '술때문에 생긴 병이나 갈증에 매우 좋고, 위의 열을 내려주고 위장에 탈이 났을 때 쓰면 효과가 있다'고 기록되어 있다.

효능 : 혈액을 맑게 하고 위장 기능을 활성화해서 전신의 혈액순환을 개선한다. 혈소판 응집 억제, 혈전 형성 억제 작용이 있다.

적응증 : 고혈압, 고지혈증, 관상동맥경화증, 심근경색, 부정맥

암 예방과 치료에 좋은
보이차+감초

처방 : 보이 숙차 4g, 감초 1g

감초(甘草)는 단맛이 있어
한약의 쓴맛을 줄여주고
백 가지 독을 해독하는 작
용을 한다. 혈액이 탁해지
고 독소가 배출되지 않아서
생기는 대표적인 질병인 암
예방과 치료에도 도움이 될
수 있다. 특이한 냄새가 나
고 맛은 달다.

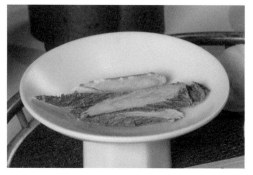

감초

효능 : 기력을 상승시키고, 통증을 다스리며, 해열·해독작용을 한다. 식욕이 떨어져 몸이 마르고 얼굴이 노래진 경우에 도움이 된다. 연구에 의하면 혈압강하, 항염증, 진해, 진통 작용이 있음이 증명되었다. 3주간 복용하자 위·십이지장궤양의 통증이 없어지거나 감소한 효과를 얻었다.

적응증 : 복통, 설사, 사지 경련, 종기, 아토피피부염, 약물중독, 식중독

당뇨병 개선에 도움되는
보이차+달개비와 계피

열성 당뇨 처방 : 보이 생차 4g, 달개비 1g

한성 당뇨 처방 : 보이 숙차 4g, 계피 1g

생명력이 매우 강한 달개비는 계장초(鷄腸草)라는 약초명으로 불리는데 습지
나 길가에서 흔히 볼 수 있으며, 독특한 꽃 모양과 색상으로 인해 정원 식물로
도 인기가 많다. 몸에 과도한 열이 쌓여 생기는 열성 당뇨에 효과가 있다.

계피(桂皮)는 계수나무의 껍질에서 추출되며, 세계에서 가장 오래된 향신료이
다. 몸에 차가운 기운이 과도해서 생기는 한성 당뇨에 도움이 된다.

효능 : 달개비는 입이 마르는 것을 완화하고, 심장과 폐 기능의 에너지를 아래
로 하강시키며, 혈액을 맑게 한다.

계피는 빈뇨를 완화하고, 간장과 신 기능의 에너지를 위로 상승시키며, 혈액
을 맑게 한다.

적응증 : 2형 당뇨병, 입마름, 빈뇨, 만성피로, 원기 저하, 위장장애, 소화불량, 변
비, 열병, 인후염, 종기, 전신 부종

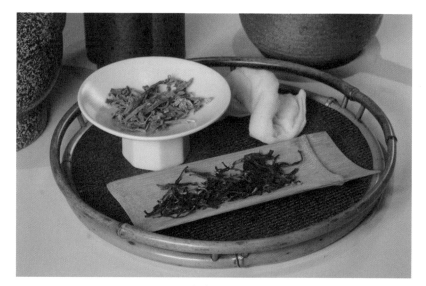

보이 생차+달개비

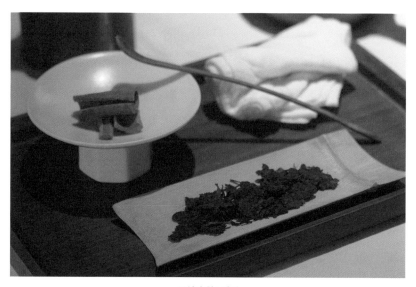

보이 숙차+계피

치매 예방과 개선에 도움되는
보이차+보리새싹

처방 : 보이 숙차 4g, 보리새싹 1g

보리새싹은 보리에서 싹이
나 약 10~20cm 정도 길이
로 자란 것을 말한다. 비타
민과 미네랄을 포함해 다양
한 영양소가 함유되어 있기
에 '혈관 청소부'라고도 불
린다. 각종 폴리페놀 성분
도 있어서 활성산소를 제거

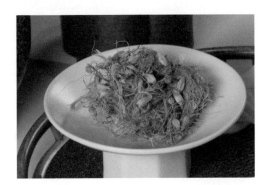

보리새싹

하고 혈관과 혈액 질환을 개선하며 치매 예방과 개선에 도움을 준다.

효능 : 면역력을 상승시키고 원기 저하, 위장장애에 도움이 된다. 빈뇨와 변비
증상을 완화해준다.

적응증 : 당뇨병, 소화불량, 건망증, 기억력 저하, 경도인지장애, 어지럼증, 손발
저림, 두통

스트레스 해소에 좋은
보이차+석창포

처방 : 보이 생차 4g, 석창포 1g

석창포(石菖蒲)는 호수, 연
못가, 강가의 습지에서 주
로 자라는 여러해살이 풀
이다. 여성의 생리를 조절
하는 작용을 하고 머리를
맑게 해서 기억력을 상승
시킨다. 학생들의 '총명탕'
에 자주 쓰이는 약재이며

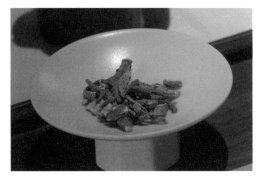
석창포

조선시대에는 임금의 스트레스 해소, 정신 건강을 위해 사용했다. 《동의보감》
에는 '온몸이 저린 것과 건망증을 치료해 지혜를 길러준다'는 내용이 기록되
어 있다.

효능 : 마음을 편안하게 하고 심장의 기능을 돕는다. 스트레스와 정신질환의
예방과 치료에도 도움을 준다.
적응증 : 2형 당뇨병, 입마름, 빈뇨, 만성피로, 원기 저하, 위장장애, 소화불량, 변비

스스로 할 수 있는 보이차 한방 처방   267

무병장수에 도움을 주는
보이차+구기자

처방 : 보이 생차 또는 보이 숙차 4g, 구기자 1g

구기자(枸杞子)는 효능이 탁
월한 약재로《동의보감》에
는 몸이 허약해서 생긴 병
을 다스리고 근육과 뼈를
강하게 해서 정기를 만든다
고 했다. 진시황제가 찾았
던 불로초가 구기자라는 속
설도 있다.《본초강목》에는

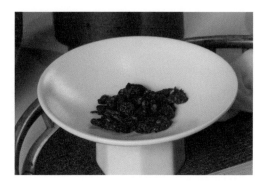

구기자

'구기자를 오래 복용하면 근골이 튼튼해지며 몸이 가벼워져 늙지 않고 추위와
더위에 강해져 장수한다'는 기록도 있다.

효능 : 체내 노폐물과 독소를 배출시킨다. 신장과 간 기능이 개선되어 원기가
빠르게 회복된다. 면역력이 강화되어 무병장수에 큰 도움을 준다.

적응증 : 허약으로 인한 어지럼증, 시력감퇴, 정력감퇴, 만성피로, 원기 저하, 관
절 기능저하, 기혈부족증, 요통, 슬관절통, 어깨 통증, 근력저하, 빈뇨

소화력 저하, 기침에 좋은
보이차+진피

처방 : 보이 숙차 4g, 진피 1g

귤껍질 말린 것을 귤피, 혹
은 진피(陳皮)라고 하며, 효
능이 다양해 한약재로 쓰인
다. 귤에 비타민C가 많다고
하는데 과육보다 껍질에 네
배 정도가 더 많다. 과거 우
리 선조들은 귤껍질을 잘
말려 차로 달여 마시기도
했다. 소화기가 약한 사람에게 좋으며, 다이어트 효과도 있다.

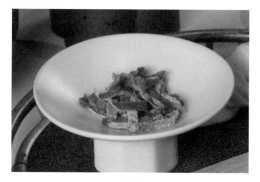

진피

효능 : 기 순환과 소화액 분비를 촉진하여 위를 건강하게 한다. 기침을 멎게 하
고 가래를 없애는 거담작용과 면역증강작용이 있다. 소화촉진, 궤양 억제, 항
알레르기, 항균작용, 담즙분비 촉진에 도움을 준다.

적응증 : 소화불량, 식욕부진

혈액이 부족한 빈혈에는
보이차+당귀

처방 : 보이 숙차 4g, 당귀 1g

당귀(當歸)는 혈액을 보하고 혈액순환을 개선시킨다. '여성을 위한 묘약'이라고 부르기도 하는데 냉증, 산후 회복, 월경불순 등 각종 부인병에 좋은 효과를 발휘하기 때문이다. '전쟁터에 나간 남성이 당귀를 먹고

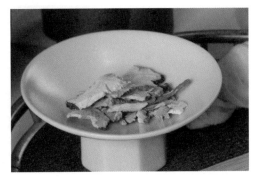

당귀

기력을 회복해 집으로 돌아온다'는 말이 있을 정도로 남성에게도 좋다.

효능 : 빈혈증에 좋고, 어혈이 제거되어 피 해독이 잘된다. 심장·신장 기능을 개선하고 전신의 순환이 잘 이루어지도록 한다.

적응증 : 어지럼증, 빈혈, 통증, 염증, 만성피로

어혈과 혈전이 심할 때는
보이차+단삼

처방 : 보이 숙차 4g, 단삼 1g

단삼(丹蔘)은 붉은빛을 띤 인삼을 닮은 다년생 식물이다. 말린 뿌리를 주로 사용하며 전통적으로 한약재로 애용한다. 약용 효과가 뛰어나지만, 특정 건강 상태나 약물과의 상호작용이 있을 수 있다. 국내 한 제약사

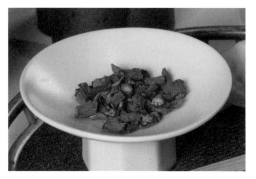

단삼

는 단삼을 활용한 어혈성 질환제와 면역 증강제를 개발하기도 했다.

효능 : 혈액순환 개선과 어혈, 혈전을 없애고 혈관의 노화를 예방한다. 심한 생리증후군, 소염, 산후 어혈, 복통, 가슴답답증, 불안, 불면 개선에도 도움이 된다. 항혈전, 혈소판 응집 억제, 심장과 뇌 혈액순환 개선, 혈관 확장, 관상동맥 혈류량 증가, 심장 부위 통증에 좋다.

적응증 : 관상동맥경화증, 협심증, 고지혈증, 심근허혈, 뇌허혈, 협심증, 간경화

성 기능을 향상하고 정력감퇴를 개선하는
보이차+산수유

처방 : 보이 숙차 4g, 산수유 1g

산수유(山茱萸)는 예로부터 '신선이 먹는 열매'로 알려져왔다. 《동의보감》에서는 '간과 신장을 튼튼히 하고 원기와 혈을 보하며, 성 기능을 높이고 허리와 무릎을 덥힌다'는 내용이 있다. 나이가 들수록 더욱 가까이해

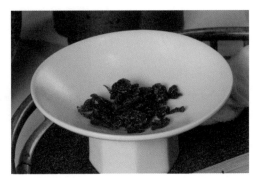
산수유

야 할 약재가 바로 산수유이다. 맛은 시고, 성질은 약간 온화한 편이다.

효능 : 간과 신장의 기능을 활성화한다. 그 결과 이명, 유정, 몽정, 정력감퇴, 요통, 식은땀 개선에 좋고, 간과 신장의 기능이 저하되어서 생기는 혈압도 개선한다. 면역력 향상, 항염증, 항균, 항산화, 기억력 증강에 좋다.

적응증 : 고혈압, 어지럼증, 이명, 시력감퇴, 병후허약

염증 제거에 도움되는
보이차+적작약

처방 : 보이 생차 4g, 적작약 1g

적작약(赤芍藥)은 중국에
서 기원한 여러해살이 풀
로 우리나라에서는 '함박
꽃'으로 불리기도 한다. 가
을에 뿌리를 캐서 깨끗이
씻고 수염뿌리를 제거해서
약재로 사용하는데 사포닌
이 다량 함유되어 있어 경

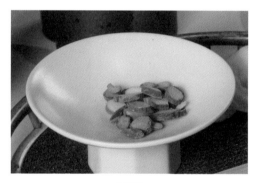

적작약

련을 진정시켜준다. 감초를 함께 넣어주면 더 탁월한 염증 제거 효능을 볼 수
있다. 다만 빈혈이 있거나 손발이 차가운 사람은 복용하지 말아야 한다.

효능 : 혈액순환을 촉진하고 어혈을 제거한다. 피부발진, 지혈, 안구충혈, 종기
등에 도움이 되고 간을 보호하며 진통을 완화한다.
적응증 : 관상동맥경화증, 급성 뇌혈전, 급성 황달형 간염, 어혈성 질환

진통제로 활용되는
보이차+천궁

처방 : 보이 숙차 4g, 천궁 1g

미나리과 식물인 천궁(川芎)은 약성이 온화하고 맛이 시며 기운이 따뜻해 혈액순환을 돕는다. 특히 각종 통증을 가라앉히는 진통완화 효과가 있다. 여성의 생리통에 많이 사용되어온 약재이다. 관상동맥을 확장

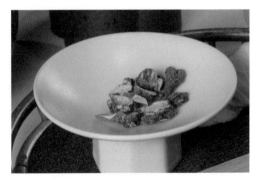

천궁

해서 심뇌혈관질환의 치료제로도 사용한다.

효능 : 어혈을 제거할 뿐만 아니라 심장 강화, 혈압 강하, 면역 증강, 항암, 이뇨 작용이 있다.

적응증 : 동통, 타박상, 종기, 피부병, 중풍, 협심증, 심뇌혈관 색전증, 고지혈증, 산후 어혈 동통, 두통, 사지마비, 월경불순, 생리통

열이 나고 더울 때 몸을 식혀주는
보이차+곽향

처방 : 보이 생차 4g, 곽향 1g

박하향이 강한 곽향(藿香)
은 남부지방에서는 '방아'
라고도 불리며 음식으로 만
들어 먹거나 차로 애용한
다.《동의보감》에는 객지를
여행할 때 물과 음식이 바
뀌어 생기는 증상으로 몸이
부으면 사용했다고 한다.

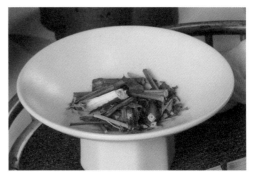

곽향

과거 명나라 황제가 조선의 사신에게 하사했다는 기록이 있을 정도로 효능이
좋아 감기, 초기 중풍, 소화기 질환, 피부질환 등에 널리 사용된다.

효능 : 기 순환, 위액 분비 촉진 작용으로 더위를 이기게 하고 위를 건강하게 해
주어 여름 감기와 오한, 발열 증상 완화에 도움이 된다. 혈액순환을 개선하며
에너지 대사를 촉진해 몸을 가볍게 만든다. 구토를 멎게 하고 찬 기운을 받아
생긴 증상을 해소한다.

적응증 : 소화불량, 구토, 설사, 임신구토, 항균, 항바이러스, 축농증, 수족마비

체했을 때 속을 편안하게 해주는
보이차＋산사

처방 : 보이 숙차 4g, 산사 1g

산사(山査)는 '산에서 자라 는 아침의 나무'라는 의미 이다. 고대 중국과 인도에 서 의학 처방에 자주 사용 했으며, 조선시대 궁궐에서 도 재배했다고 전해진다. 예로부터 고기를 먹고 소화 가 잘되지 않거나 체했을

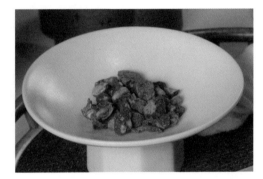
산사

때 산사를 먹었다. 해외 연구에 의하면, 고지혈증에 좋은 임상결과를 나타냈 다고 한다.

효능 : 위 기능을 촉진하여 소화불량과 체한 것을 치료하고, 장 기능을 개선해 서 복부팽만, 이질, 설사의 개선에 도움이 된다. 내장지방과 복부지방 감소 효 능도 있다.

적응증 : 혈압, 당뇨, 고지혈증, 소화 기능 저하, 소화장애, 변비

가래와 기침, 담 제거에 좋은
보이차+길경

처방 : 보이 숙차 4g, 길경 1g

길경(桔梗)은 도라지로 약
간 쓰고 매운맛이 나는데
사포닌과 섬유질, 비타민,
미네랄 등이 매우 풍부해
약용과 식용으로 많이 활용
해왔다. 특히 사포닌 성분
은 기관지 기능을 활성화해
서 기침과 가래에 탁월한

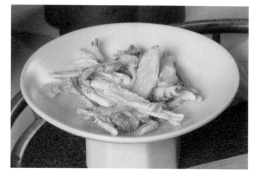

길경

효과를 발휘한다. 또 알칼리 성분으로 칼슘, 칼륨, 철분 등이 함유되어 있다.
배와 함께 마시면 더 효과가 좋다.

효능 : 기침과 가래를 없애고 소염작용을 해서 인후염과 폐농양에 좋다. 사포
닌 성분이 호흡기도 안의 점액 분비를 증가시켜 거담작용도 뛰어나다.

적응증 : 항염증, 혈당 강하, 항산화 작용, 비만 억제, 항암

무릎관절이 좋지 않을 때는
보이차+우슬

처방 : 보이 숙차 4g, 우슬 1g

우슬(牛膝)은 줄기 마디가 마치 소의 무릎처럼 튀어나와 있다고 해서 붙여진 이름이다. '쇠무릎'이라고도 불리는데 농촌의 길가나 논두렁 등에서 흔하게 찾아볼 수 있다. 사포닌과 다량의 칼슘을 함유하고 있어서 관

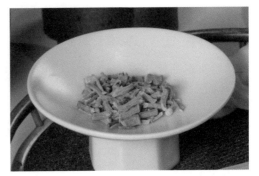

우슬

절염, 신경통, 타박상으로 인한 염증에 좋은 효과를 발휘한다. 다리가 무겁고 통증이 느껴질 때 사용한다.

효능 : 근육과 골격을 강화하고, 관절 기능을 개선해서 요통, 무릎관절염, 하지 무력증에 효과가 좋다. 혈액순환과 이뇨작용이 잘되도록 돕는다. 면역력 강화, 항염작용을 한다.

적응증 : 고지혈증, 혈압 강하, 뇌 기능 개선

몸이 붓고 소변이 안 나올 때는
보이차+택사

처방 : 보이 숙차 4g, 택사 1g

햇볕이 잘 드는 논이나 도랑 등에서 자라는 택사(澤瀉)는 '쇠태나물'이라고도 불리는 전통 한약재이다. 몸속에 있는 습열을 내려주고 소변이 잘 나오도록 하며 수분의 대사를 좋게 한다. 자극성 물질을 함유하고 있어서, 평소

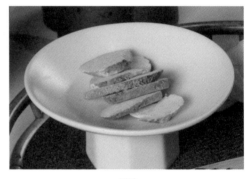

택사

소화기능이 좋지 않거나 식욕이 별로 없는 사람이라면 가급적 피해야 한다.

효능 : 노폐물이나 독소를 소변으로 배출하고, 이뇨작용으로 전신이 붓는 것을 개선한다. 열을 내리고, 소변을 시원하게 보게 하는 데 효과가 있다. 요도염, 방광염, 창만, 설사, 어지럼증 등에 도움이 된다. 혈압과 혈당을 강하하고 기혈순환을 개선하며 면역력을 증강시킨다. 항알레르기 작용도 한다.

적응증 : 고지혈증, 동맥경화증, 지방간

스트레스 해소와 기력 회복이 필요할 때는
보이차+오미자

처방 : 보이 숙차 4g, 오미자 1g

오미자(五味子)는 '다섯 가
지 맛을 지닌 열매'라는 뜻
으로, 시고 달고 쓰고 맵고
짠 다섯 가지 맛을 동시에
느낄 수 있는 독특한 열매
이다. 한국에서는 산림지
역에서 자생하거나 재배한
다. 특히 오미자차는 더운

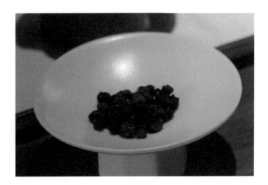

오미자

여름철 갈증 해소 음료로 인기가 높으며, 술이나 음료의 재료로도 사용된다.

효능 : 정신적인 안정감을 주고 심장을 강하게 한다. 간손상 방어작용, 뇌내 단
백질합성 촉진작용, 신체 방어력 증강, 항궤양, 항균, 항암작용, 자궁수축작용,
중추신경 흥분작용, 항염, 항알레르기 작용을 한다.

적응증 : 불면증, 건망증, 간염, 간경변, 소화장애, 고혈당, 정신적 불안증

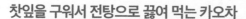

찻잎을 구워서 전탕으로 끓여 먹는 카오차

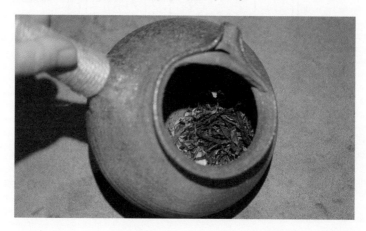

모든 약재는 굽거나 볶으면 그 약성이 강해지고 성질이 따뜻해진다. 이후 차탕으로 만드는 전탕(煎湯)의 과정을 거치면서 약성과 효능을 극대화할 수 있다. 한국에는 엽전 모양의 차를 불에 구워서 마시는 청태전(靑苔錢)이 있고, 일본에는 녹차를 볶아서 마시는 호지차(焙じ茶)가 있다. 쌀이 귀했던 중국 운남지역에서는 쌀과 찻잎을 함께 굽다가 뜨거운 물을 부어 마시는 카오차(烤茶)가 있다. 카오차는 마시자마자 몸이 후끈해진다.

곡기가 있기에 공복에도 먹을 수 있고, 소화작용을 돕기에 위장병 치료에도 활용할 수 있다. 고수차(100년 이상 된 차나무에서 찻잎을 따 만든 차), 천량차(흑차의 한 종류), 숙차, 우롱차, 노보이차(오래 보관한 차) 등 모든 차에 활용할 수 있는데 쌀 이외의 곡식을 체질과 증상에 맞게 선택하고 여기에 약재까지 추가하면 다양한 효과를 볼 수 있다.

일상다반사(日常茶飯事), 대한민국 국민이 건강해진다

- 선재광

티베트는 평균 해발고도가 4,000m에 달하는 고원지대이다. 전 세계에서 가장 높은 곳이라고 보면 된다. 그래서 이 지역을 찾는 많은 외지인은 고산병으로 인해 산소가 부족해 금방 피로를 느끼고 뇌가 부어오르며 심지어 폐에 물이 찰 수도 있다. 높은 고원지대의 또 다른 특성은 식물이 제대로 자라지 못한다는 점이다. 그래서 티베트에서는 채소와 과일이 거의 생산되지 않는다.

이런 열악한 환경으로 인해 티베트는 불교국가임에도 유일하게 승려가 육식을 하는 나라이다. 채소와 과일이 없어서 육식이라도 하지 않으면 당장 굶어 죽을 판이니, 기후 환경이 종교 문화까지 바꾼 사례라고 볼 수 있다. 그래서 보이차는 이들에게 생명과도 같은 것이 되었다. 과거 티베트인들은 이런 말을 하곤 했다.

"차는 나의 피요, 살이다. 차 없이는 단 하루도 살 수 없다."

"식량 없이는 5일을 살아도, 차 없이는 하루도 살 수가 없다."

티베트의 자연환경을 잘 모른다면, '티베트인의 차 사랑은 별나구나'라는 정도로 생각할 것이다. 하지만 먹을 게 고기밖에 없는 환경에서, 티베트인에게 보이차는 폴리페놀과 비타민 등을 섭취할 수 있는 매우 중요한 수단이었으며 이를 통해 영양의 불균형에서 벗어날 수 있었다. 고단백 식단으로 인한 질병의 예방·치료를 위해 차 생활이 선택이 아닌 필수였기에 그들에게 차는 정말로 '피와 살'이었던 셈이다.

한국인의 부족한 채소와 과일 섭취량

지금 대한민국 국민의 식탁은 아이러니하게도 과거 티베트인처럼 육류에 편중되어 있고 채소와 과일을 잘 먹지 않는 상황이다. 2024년 1월 질병관리청의 발표에 따르면, 2022년을 기준으로 채소와 과일을 하루 권장 섭취량 이상 먹는 사람은 전체의 22.6%에 불과했다. 이 말은 곧 10명 중 8명은 채소와 과일을 충분히 섭취하지 않는다는 이야기이다. 더 심각한 것은 이 수치가 7년 전인 2015년의 38.5%에서 더 줄어든 수치라는 점과 연령층이 낮아지면서 이 비율이 더욱 떨어진다는 점이다. 19~29세의 경우 단지 9.3%에 불과하니 말이다. 먹을 것이 넘쳐나고 배가 고파 죽는 한국인은 거의 없지만, 채소와 과일의 섭취 면에서는 기아 수준이라고 해도 과언이 아니다.

현직 한의사로서 우리나라 국민의 건강을 위한 고민을 숙명처럼 해온 지도 벌써 35년이 넘었다. 그런 내가 제시하는 가장 효과적이고 빠른 건강 회복 방법은 과거 티베트인처럼 보이차를 통해 '피와 살'을 보충하는 것이다. 젊은 사람에게 '커피 대신 보이차를 마시라'고 하면 너무 고리타분하게 들릴지도 모르겠지만, 건강상의 이점만 놓고 본다면 하루라도 빨리 이를 실천해야 한다. 나이가 들어서는 더욱 그렇다. 노년이 될수록 입맛이 떨어져서 떡이나 면 등 탄수화물에 편향된 음식에 의존하는 비율이 높아지기에 역시 채소와 과일의 섭취 비중이 낮아지면서 불균형한 영양 섭취를 할 가능성이 있다. 이럴 때도 보이차를 상시적으로 마시면 식단의 불균형을 개선하고 좀 더 건강한 몸을 유지할 수 있다.

'일상다반사(日常茶飯事)'라는 말은 차 문화에서 기인했다. 과거에는 차를 자주 마셔서 마치 '일상에서 차를 마시는 일'에 비유해 무엇인가가

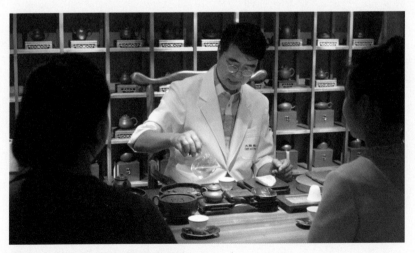

대한보구한의원 내에 있는 '힐링선 다행자 차실'

건강을 마시는 습관, 보이차

빈번하게 일어남을 표현했다. 이 일상다반사를 기억하고, 매일 차를 마시면 대한민국 국민의 건강이 그만큼 향상될 것이라고 확신한다.

이 책을 읽어주신 모든 독자께 진심으로 감사의 말씀을 드리며, 시간을 내어 '힐링선 다행자 차실'을 찾아주셔서 고즈넉한 다실에서 함께 차를 마시면서 덕담을 나눌 기회를 가져보았으면 한다.

나의 삶과 함께한 벗,
한의학과 차

- 맹선숙

매일 아침 새소리와 눈부신 햇살에 눈을 뜨면, 날씨가 매 순간 변화하
듯 나의 컨디션도 늘 변화하고 있음을 느낀다. 고산 윤선도 선생은 시조
'오우가(五友歌)'에서 인생의 다섯 가지 벗을 물, 돌, 소나무, 대나무, 달
로 칭했다. 갑진년 생으로 60갑자를 모두 살아온 내 인생의 벗이자 조력
자라면 단연 한의학과 차이다.

한의학 집안에서 태어나 평생을 한약과 함께 살았고 가정을 이룬 후
신체의 큰 불편은 한약으로, 작은 불편은 차로 조율해 나 자신과 가족들
을 보살펴왔다. 이렇다 보니 우리 집 거실에는 소파를 대신해서 차 테이
블이 자리 잡았고, 따뜻한 물 한 잔과 함께 차를 마시며 하루를 시작하
는 것이 가족의 오랜 모닝 루틴이다.

막내 선샛별은 태중에서부터, 다른 자녀들은 어릴 때부터 늘 차와 함
께 지내왔기 때문에 이제 그들은 본인의 컨디션을 알아차려 그에 맞는
이로운 차를 스스로 선택해서 마신다. 마치 대부분의 한국인이 감기에

걸리면 매콤한 콩나물국을 찾고, 소화기에 탈이 났을 때는 된장국을 선호하며, 술을 마신 후에는 북엇국이나 조개탕으로 주독을 풀듯이 지금 내 몸에 필요한 것은 누가 알려주지 않아도 스스로 원하게 되는 것과 같다.

차는 인생의 보조 약제

나의 경우 차에 대한 기호가 자연스레 바뀌는 것을 경험하면서 갱년기를 더 잘 이해할 수 있었다. 갱년기가 심했던 7년 동안은 더운 속성을 지닌 무이암차나 보이 숙차, 노보이차보다는 시원한 속성의 황차, 녹차, 청차, 고수 보이차류를 더 찾았다. 열이 심하게 치솟던 날은 곤륜설국이나 고수차에 금은화를 가미해서 마시기도 했다. 새벽 대여섯 시까지 잠들지 못할 정도로 심한 수면장애가 있었지만 밤마다 감국차를 마시면 이마에 땀이 배어나고 심신이 개운해져서 비교적 편하게 잠들 수 있었다. 지금까지도 감국차는 나의 밤 벗이다.

이렇듯 차를 인생의 보조 약제로 사용하니 내 몸이 지금 원하는 차가 무엇인지를 보면 반대로 몸 상태를 확인할 수 있고, 무질서해진 컨디션의 균형을 차로 바로잡을 수 있었다. 예를 들어 늘 즐기던 차가 오늘따라 맛이 없고 즐거움을 주지 못하면 몸에 이상이 생겼다는 신호로 볼 수 있다. 그럴 때는 조용히 복기하여 과열된 자리를 돌보면 큰 도움이 되며, 몸 상태가 빠르게 회복되었다. 부부 한의사로 남편과 함께 계속 환자를 만나다 보니 대부분의 질병은 날씨 변화에 순응하지 못하거나, 칠정 과다로 인한 정서적 스트레스, 무절제한 음식 섭취로 발생한다는 것을 알게 되었다. 이것이 한의학에서 질병의 세 가지 원인인 외인, 내인, 불내외인이다. 차로 질병을 고칠 때는 차엽 단미(單味)로도 쓰겠지만 만성질환이나 지병이 있는 경우에는 보이차에 한약재를 한두 가지 가미하면 아주 좋은 효과를 기대할 수 있다. 4장에 수록된 '스스로 할 수 있는 보이차 한방 처방'을 참고해서 여러분도 도움을 받기 바란다.

마지막으로 주의사항을 당부하고 싶다. 아무리 좋은 것도 과하면 부족한 것보다 못하므로 차는 남녀노소, 타고난 체질의 강약, 평소 먹는 음식의 양과 질(예컨대 육식 위주인지 채식 위주인지), 24절기에 따른 계절의 변화를 고려해 종류와 용량을 달리해야 한다. 또한 같은 차도 식전과 식후의 구분이 있다. 언제나 과유불급을 고려해 분별 있게 마시기를 권한다.

골동의 영역에 있던 차를
현대인의 생활에 접목하고 싶은 꿈
- 선샛별

태어나기 전부터 부모님을 통해 차를 접한 나는 20대 중반이 된 지금까지도 매일 차를 마시는 것이 중요한 하루 일과로 자리 잡았다. 나의 차 사랑에 관해 우리 집에서 유명한 일화가 하나 있다. 한 살 때 부모님이 차를 마시고 계시면 득달같이 기어와서는 자사호에 있는 찻잎을 꺼내 입에 넣어 빨아 먹고는 홀연히 사라졌다는 것이다.

　일명 '금수저'가 아닌 '차수저'로 태어난 나는 어릴 때는 매일 아침저녁 티 테이블에 둘러앉아 가족들과 다 같이 차를 마셨고, 혼자 해외에서 공부할 때에도 기숙사 방 한 켠에 차를 항상 비치해두고 공부하다 지칠 때, 또는 친구와 대화를 나눌 때 차를 우려 마시곤 했다. 성인이 되고 나서는 내 취향에 맞는 다기와 차 우림법을 탐색하는 즐거움을 느끼며 한 단계 더 깊숙이 차에 빠져들었다. 지금은 대만에서 오신 유명한 차 선생님인 조의광 선생님의 수업을 듣고 있는데, 차의 세계에 그토록 방대하고 깊은 이야기가 숨겨져 있다는 사실에 매번 놀라곤 한다. 수천년의 긴

세월 동안 차가 인류와 함께하면서 생겨난 만일야화(조의광 선생님의 표현으로 천일야화에 빗댄 말씀이시다)는 다양한 분야의 역사와 연결되기에 더 흥미롭고 깊이가 있다. 아마 다인(茶人)이라면 차가 단순한 음료가 아니라 인생의 많은 부분을 풍요롭게 해주는 신비한 존재라는 것에 공감하리라 생각한다.

양질의 수면과 체내의 수분 밸런스

F&B 사업에 관심이 있는 나는 커피도 좋아해서 바리스타 자격증을 따고 카페에서도 잠깐 일해본 경험이 있다. 로스팅 정도와 블렌딩을 통한 넓은 베리에이션으로 맛의 개성을 표현할 수 있는 점이 커피의 매력인 것 같다. 차도 많이 알려져 있지 않을 뿐 그 다양성과 깊이는 커피에 뒤지지 않거나 혹은 그 이상이라고 생각한다. 크게는 육대다류로 나눠져 있는 차의 종류는 관목의 잎인지, 교목의 잎인지, 또 산지가 어디인지에 따라 맛이 크게 달라지기 때문에 같은 차종이라도 수백 가지로 나눌 수 있다. 청차인 우롱차의 경우는 과일나무를 태워 훈연함으로써 천연 과일향을 입혀서 만드는데 이는 가향 차의 시초라고도 볼 수 있다.

차와 커피는 성질적으로 다르지만 쓰이는 용도와 마시는 시간에도 큰 차이가 있다. 커피는 체내에 빠르게 카페인을 공급해주어 단기간 집중력을 올려주기에 일을 하거나 공부를 할 때 많이 마시곤 한다. 그에 반해 차는 카페인 흡수가 느리고 마음을 차분하게 해주는 등의 이유 때문에 일과 중보다는 느긋한 오후에 휴식을 취할 때 많이 마시는 것 같다. 한동안은 나도 일과 시작 전 커피를 한 잔씩 마시곤 했는데 지금은 양질의 수면과 체내 수분 밸런스를 위해서 오전에는 차를 마시고 저녁에는 대용차나 화차를 마신다.

건강과 문화를 동시에 잡는 솔루션

요즘 들어 '워라밸'을 중요하게 생각하는 트렌드 때문인지 일상에 여유를 주는 차 소비량이 늘어나는 추세이다. 특히 호텔 등 고부가가치 서비스 업계에서 '애프터눈 티'나 음식과 차를 페어링해 제공하는 '티 코스' 등의 콘텐츠가 많아지고 있는데 이는 앞으로 다가올 거대한 차 유행을 암시한다고 생각한다. 과한 커피나 술 음용 등 자칫 건강을 해칠 수 있는 식습관이 자리 잡은 요즘 시대에 차는 건강과 문화 두 가지 측면에서 가장 적합한 솔루션이 될 수 있다.

한의사인 부모님의 건강한 라이프스타일과 일상에 풍요로움을 더해주는 차 문화를 잘 접목시켜 대중화시키는 것이 나의 목표이다. 먼 옛날 선조들이 건네는 '마시는 보물인 차'를 골동의 영역에서 꺼내 현대인의 생활에 접목시키는 데는 오랜 시간이 걸릴 것 같지만 아주 작은 인식의 차이이기 때문에 한순간에 변화가 일어날 수도 있다고 생각한다. 이 책을 읽는 독자들이 이 한순간의 기적을 체험하여 차가 여러분의 일상에 자리 잡을 수 있기를 진심으로 소망한다.

지은이 _ 선재광

만성질환 전문 한의사로서 37년 동안 고지혈증·고혈압·당뇨병·암·치매 등의 환자를 치료했다. 만성질환의 근본 치료는 피를 맑게 하고 체온을 높여 면역력을 높이는 것이 필수이기에, 환자들의 피 해독과 체온 상승에 온 힘을 기울여 많은 치료 성과를 냈다. 이번에 보이차를 마셔 건강을 회복한 자신의 경험과 수년간 보이차 처방으로 호전된 환자들의 사례를 담아 많은 사람에게 '보이차의 건강 효능'을 알리고자 한의사인 아내와 함께《건강을 마시는 습관, 보이차》를 저술했다.

현재 동국대학교 한의과대학 겸임교수, 경락진단학회 명예회장, 별뜸연구소 소장, 대한보구한의원(서울 광진구 중곡동)의 대표원장이다. 동국대학교 한의과대학을 졸업, 동 대학원에서 한의학 석사 및 박사학위를 받았고, 서울대한한방병원 원장을 지냈다.

'피 해독'과 '체온 상승'을 통해 고혈압·고지혈증·당뇨병·암·치매·척추 질환 등을 전문으로 치료하고 있다. '내경경락진단기(IEMD)'로 고혈압의 원인을 네 가지 유형으로 밝혀냈고, 기존 뜸의 단점인 연기와 냄새를 없앤 '별뜸(SM)'을 개발했으며, 근래에는 척추 경혈의 진단과 치료가 가능한 획기적인 '척추경혈진단기(SAD)'와 '척추경혈마사지기(Sun-Spine)'를 개발했다. 특히 척추경혈마사지기는 척추와 경혈 자극을 통해 에너지 흐름을 극대화하여 '피 해독'과 '체온 상승'을 동시에 할 수 있어 난치병의 치료와 예방에 좋은 성과를 내고 있다.

방송 활동도 활발히 하고 있다. KBS의 〈생로병사의 비밀〉, 〈생생 정보통〉, 〈여유만만〉, MBC의 〈오늘 아침〉, 〈기분 좋은 날〉, SBS의 〈일요특선 다큐멘터리〉, 〈좋은 아침〉, MBN의 〈엄지의 제왕〉, 〈알토란〉, 〈천기누설〉, 〈속풀이쇼 동치미〉, JTBC의 〈최고의 처방 미라클 푸드〉, 〈신인류 식품관〉과 특선 다큐멘터리 〈백세기획〉, 채널A의 〈나는 몸신이다〉, 〈신대동여지도〉, TV조선의 〈퍼펙트라이프〉, 〈살림 9단의 만물상〉, 〈내 몸 플러스〉, 〈내 몸 사용 설명서〉, 〈굿모닝 정보세상〉, 〈TV조선 스페셜〉, 쿠키TV의 한의학 역사 특집 8부작 〈한의사〉, 원음방송 라디오와 한방건강TV 등에 출연해 좋은 반응을 얻고 있다. 만성질환에 대한 각종 강의, 임상 연구, 난치병에 관한 책 저술 등도 의욕적으로 하고 있다.

저서로는 《피 해독으로 만성질환 치료하기》, 《고혈압 치료, 나는 혈압약을 믿지 않는다》, 《당뇨병 치료, 당뇨약에 기대지 마라》, 《고지혈증, 약을 끊고 근본 치료하라》, 《척추만 잘~ 자극해도 병의 90%는 낫는다》, 《독소를 배출하고 혈액을 맑게 하는 물 건강법》, 《미래 의학으로 가는 길 통합 의료》, 《당신도 혈압약 없이 살 수 있다》, 《체온 1도의 기적》, 《강력한 규소의 힘과 그 의학적 활용》, 《경락 이론과 임상적 활용》, 《내경경락 진단학》, 《내경경락 치료학》, 《운기통합 승강침법》, 《내경경락진단기의 임상 활용과 양도락의 핵심 내용》, 《생명을 볼 수 있는 지혜의 눈 망진》, 《한의사 선재광의 쑥뜸, 생명의 빛-건강과 장수의 길》 등 다수가 있다.

- 대한보구한의원 _ http://dh.boguclinic.com
- 별뜸연구소 _ http://dh.boguclinic.com
- 유튜브 _ 한방N

지은이 _ 맹선숙

동국대학교 한의과대학을 졸업, 동 대학원에서 생리학교실 석사 취득 및 박사 과정을 수료했다. 대한한의원을 공동 개원하고 죽향한의원, 별뜨는한의원, 선숙한의원의 대표원장을 지냈으며, 현재 대한보구한의원의 원장이다.

원음방송의 〈몸 건강 마음 건강〉 라디오 상담코너를 진행했으며, 안성 지역에 티 테라피 문화를 소개하기도 했다. 현재 차의 놀라운 치유 효과를 많은 사람에게 전하고자 티 테라피 유튜브 채널인 '선숙한여인'을 운영하고 있다.

● 유튜브 _ 선숙한여인

기획 · 사진 _ 선샛별

엄마 뱃속에서부터 차를 접한, 일명 금수저가 아닌 차수저로 태어났다. 커피 바리스타 자격증을 땄고, 현재는 티소믈리에 과정을 밟고 있으며, 호주에서 유학 중이다.
수천 년의 세월 동안 차가 인류와 함께하면서 생겨난 방대하고 깊이 있는 '차 만일야화(萬一夜話)'에 매료되어 다양한 차에 대해 공부하고 있다. 한의사인 부모님의 건강한 라이프스타일과 일상에 풍요로움을 더해주는 차 문화를 접목시켜 대중화시키는 것이 목표이다.

- 김기옥 외 공역,《황제내경 소문·영추》, 법인문화사, 2014.
- 김재임, 이운보, 김종필,《몸으로 읽는 차 이야기》, 한솜미디어, 2009.
- 김진방,《나의 첫 차 수업》, 얼론북, 2023.
- 당종해,《본초문답》, 물고기 숲, 2016.
- 등시해,《보이차》, 신화출판사, 1997.
- 리사 리처드슨,《차 상식 사전》, 길벗, 2016.
- 보이시정협,《보이차마고도》, 운남과학기술출판사, 1997.
- 선재광,《쑥뜸, 생명의 빛》, 동도원, 2008.
- 선재광,《체온 1도의 기적》, 다온북스, 2020.
- 선재광,《피 해독으로 만성질환 치료하기》, 전나무숲, 2002.
- 신정현,《보이차의 매혹》, 이른 아침, 2010.
- 신정현,《처음 읽는 보이차 경제사》, 나무발전소, 2020.
- 안덕균,《임상 한약 대도감》, 현암사, 2016.
- 양력,《중의운기학》, 법인문화사, 2000.
- 양중위에,《다시 쓰는 보이차 이야기》, 이른 아침, 2013.
- 양카이,《실전 보이차》, 한솜미디어, 2009.
- 예위칭찬,《진품 보이차를 찾아서》, 한솜미디어, 2006.
- 정민,《다산 선생 지식 경영법》, 김영사, 2006.
- 정민,《새로 쓰는 조선의 차 문화》, 김영사, 2011.
- 정민, 유동훈,《한국의 다서》, 김영사, 2020.
- 정해림, 유홍준, 송재소,《한국의 차 문화 천년 1, 2》, 돌베개, 2009.
- 조기정,《한중 차 문화 연구》, 학연문화사, 2014.
- 조우원탕,《실전 다도》, 한솜미디어, 2007.
- 주운재,《시간을 마시는 보이차》, 시공사, 2023.
- 주홍걸 외,《초보에서 보이차 고수까지》, 한솜미디어, 2020.
- 주홍걸,《보이차 교과서》, 티웰, 2019.
- 주홍걸,《보이차를 알면 건강이 보인다》, 한솜미디어, 2005.

- 주홍걸, 공가순, 신정현, 《운남 보이차 과학》, 구름의 남쪽, 2014.
- 주홍걸, 이아리, 《초보에서 보이차 고수까지》, 한솜미디어, 2020.
- 주홍걸, 《운남 보이차》, 한솜미디어, 2010.
- 진수수, 임현정, 《홍차, 녹차, 허브차, 한방차》, 길벗, 1990.
- 진주표, 장재석, 《식용 약용 본초 사전》, 법인문화사, 2013.
- 진지동, 《칠자병전집》, 오행출판사, 1998.
- 쩡유화, 《보이차 과학 발효 그리고 미생물》, 삼령단, 2022.
- 한경주, 보이차 시장 실태와 소비 활성화에 대한 연구, 2014년 석사 학위 논문.
- 한국티소믈리에연구원, 《기초부터 배우는 보이차》, 한국티소믈리에연구원, 2021.
- 허준, 《동의보감》, 대성출판사, 1981.

건강을 마시는 습관, 보이차

- KBS〈생로병사의 비밀〉, '파이토케미컬 영양소인가 독성물질인가', 2016. 6. 22.
- SBS뉴스, '짝짝짝 힘찬 박수, 건강에 도움될까?', 2007. 8. 29.
- 권용석, '정신과 진료 중에는 왜 커피를 멀리해야 하나요?', 정신의학신문, 2018. 1. 12.
- 권순일, '혈당 조절 잘하고 당뇨병 막으려면…홀짝홀짝 차를 즐겨라', 코메디닷컴, 2023. 10. 4.
- 김가영, '차가 치매, 당뇨병 예방을 돕는다?', 하이닥, 2021. 2. 18.
- 김민석, [우리 차의 역사와 세계 차문화]제15화 중국 운남성 푸얼시 보이 생차와 숙차, 한국농어촌방송, 2021. 1. 13.
- 박광선, '보이차, 몸에 좋은 미생물의 보고', 프라임경제, 2009. 7. 27.
- 서영수, '보이차는 만병통치약이 아니다', 주간조선, 2014. 4. 25.
- 서영수, '한 통에 수억 원? 진짜 '호급차' 감별법', 주간조선, 2014. 3. 2.
- 유일한 손목시계, '고혈압에 보이차와 녹차가 좋은 이유', 2023. 6. 26.
- 외르크 블레히, '영양제로 인한 간 질병 8배 증가', 슈피겔, 2023.
- 이근주, '이근주의 茶飯事16. 보이차2-이름의 유래', 부산일보. 2014. 2. 24.
- 이덕규, '와인, 암환자 방사선 요법 피부독성 감소시켜', 약업신문, 2009. 9. 2.
- 이문천, '보이차 한 잔으로 가을을 느낀다', 인산의학, 2019. 9호.
- 이상곤, '영조 이중탕-차 마시기로 이명 다스려', 동아일보, 2016. 5. 16.
- 이태경, '바르고 먹고, 효모 쓸모가 이렇게 많아?', 헬스조선, 2012. 1. 9.
- 이해나, '홍차·녹차 매일 한 잔, 치매 위험 50% 낮춘다', 헬스조선, 2017. 3. 30.
- 전미연, '커피는 어떻게 우리의 건강을 망가뜨리는가?', 한의신문, 2021. 7. 1.
- 정삼교, '차 마시니 암 부르는 용종 확 줄었다', 중앙일보, 2022. 4. 3.
- 정수일, '보이차 가공(숙차)', 영남경제신문, 2022. 7. 4.
- 정초원, '보이차, 투자 환상 깨야 본연의 가치 보여', 한경MONEY, 2023. 6. 27.
- 중앙일보, '효능 다양한 차 건강학, 항산화 효과 쑥↑ 카페인 뚝↓', 2017. 5. 15.
- 쨩유화, '보이차 이야기', LH공사, 토지주택박물관대학 제14기 다도 과정.
- 채널A〈나는 몸신이다〉, '몸속 지방 축적을 줄인다', 2018. 4. 17.
- 한희준, '보이차만 마셔도 살 안 찌고 콜레스테롤 수치 개선', 헬스조선, 2019. 3. 14.

건강을 마시는 습관, 보이차

초판 1쇄 인쇄 2024년 11월 22일
초판 1쇄 발행 2024년 11월 29일

지은이 선재광·맹선숙
펴낸이 강효림

기획·사진 선샛별
편집 심은정
디자인 올컨텐츠그룹

용지 한서지업(주)
인쇄 한영문화사

펴낸 곳 도서출판 전나무숲 檜林
출판 등록 1994년 7월 15일·제10-1008호
주소 10544 경기도 고양시 덕양구 으뜸로 130
　　　 위프라임트원타워 810호
전화 02-322-7128
팩스 02-325-0944
홈페이지 www.firforest.co.kr
이메일 forest@firforest.co.kr

ISBN 979-11-93226-56-8 (13510)

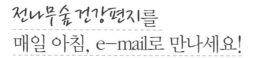

전나무숲 건강편지를
매일 아침, e-mail로 만나세요!

전나무숲 건강편지는 매일 아침 유익한 건강 정보를 담아 회원들의 이메일로
배달됩니다. 매일 아침 30초 투자로 하루의 건강 비타민을 톡톡히 챙기세요.
도서출판 전나무숲의 네이버 블로그에는 전나무숲 건강편지 전편이 차곡차곡
정리되어 있어 언제든 필요한 내용을 찾아볼 수 있습니다.

http://blog.naver.com/firforest

'전나무숲 건강편지' 신청 QR코드
forest@firforest.co.kr로 이름과 이메일 주소를 보내주시거나
왼쪽의 QR코드 링크로 신청해주세요.
매일 아침 건강편지가 배달됩니다.

유익한 건강 정보,
이젠 쉽고 재미있게 읽으세요!

도서출판 전나무숲의 티스토리에서는 스토리텔링 방식으로 건강 정보를
제공합니다. 누구나 쉽고 재미있게 읽을 수 있도록 구성해, 읽다 보면
자연스럽게 소중한 건강 정보를 얻을 수 있습니다.

http://firforest.tistory.com

스마트폰으로 전나무숲을 만나는 방법

네이버 블로그   티스토리 블로그